医院全面优质服务
管 理 实 践

主编 夏 萍 翟理祥

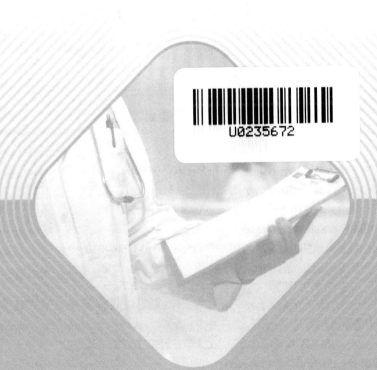

人民卫生出版社

图书在版编目（CIP）数据

医院全面优质服务管理实践 / 夏萍，翟理祥主编 .
—北京：人民卫生出版社，2019
　ISBN 978-7-117-28516-2

　Ⅰ.①医…　Ⅱ.①夏…　②翟…　Ⅲ.①医院 - 卫生服
务 - 研究　Ⅳ.①R197.32

中国版本图书馆 CIP 数据核字（2019）第 099887 号

人卫智网	www.ipmph.com	医学教育、学术、考试、健康，
		购书智慧智能综合服务平台
人卫官网	www.pmph.com	人卫官方资讯发布平台

医院全面优质服务管理实践

主　　编：夏　萍　翟理祥
出版发行：人民卫生出版社（中继线 010-59780011）
地　　址：北京市朝阳区潘家园南里 19 号
邮　　编：100021
E - mail：pmph @ pmph.com
购书热线：010-59787592　010-59787584　010-65264830
印　　刷：三河市博文印刷有限公司
经　　销：新华书店
开　　本：710×1000　1/16　印张：16
字　　数：270 千字
版　　次：2019 年 6 月第 1 版　2020 年 5 月第 1 版第 4 次印刷
标准书号：ISBN 978-7-117-28516-2
定　　价：49.00 元

打击盗版举报电话：**010-59787491　E-mail：WQ @ pmph.com**
（凡属印装质量问题请与本社市场营销中心联系退换）

《医院全面优质服务管理实践》
编写委员会

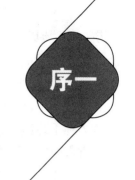

以患者为中心践行全面优质服务

20世纪80年代末,为了让广东省中医院尽快摆脱惨淡经营的困境,我们院领导班子提出,把服务好病人、获得病人的认同,作为医院的生存之本和发展的基础。根据医院长远发展的需要,经过反复探索和思考,我们确立了"病人至上,真诚关爱"作为医院的核心价值观(注:2017年调整为"病人至上,员工为本,真诚关爱"),并把它作为衡量我们一切工作正确与否的根本标准和一切行动的根本出发点。一开始很多员工不理解,遇到各种各样的阻力和困难,但是为了医院的生存和发展,我们别无选择。

经过30多年的实践,证明了我们当初选择"以患者需求为导向"的发展战略、率先提倡优质服务的做法是正确的;通过狠抓服务质量、建设医院文化、打造医院品牌,使"一切以病人为中心"的价值观得以代代传承,培育了一支高素质的服务团队,形成了疗效、服务、信誉三大优势,在广大老百姓当中树立了良好的口碑,推动了医院的快速发展,并成为医院核心竞争力的一个关键因素。

党的十九大报告提出了"使人民获得感、幸福感、安全感更加充实、更有保障、更可持续"的根本执政要求和终极目标。在医疗健康领域,进一步改善医疗服务行动计划是这一终极目标的生动实践。在推进过程中,各家医院都在不断思考:什么是优质服务?如何"满足人民群众日益增长的美好生活需要"?如何把人民群众对医疗卫生服务的多样化期盼转化为改善医疗服务的生动实践?在30多年院长管理的经验中,我深切体会到:优质服务就是具备实现患者价值最大化的服务创新能力;它包括患者体验、患者触达、患者赋能、患者关怀和医患友好等诸多内容,是医院的重要工作之一,关系到人民群众对健康美好生活的获得感和幸福感。高质量的就医体验对疾病治疗起着重要的积极作用,因此医院必须不断调整自身的服务行为,不断推出改进服务的新举措;而优质服务又是一个动态的发展过程,需要不断注入新的时代内涵和活力,也需要不断注入新的元素和动力。服务没有最好,只有更好。

回想 2015 年初,进一步改善医疗服务行动还只是一个计划,历经 3 年,在国家卫生行政部门的大力推动下,该行动计划已成为公立医院改革发展的有力抓手,有效地减轻了民众"看病难、看病烦"的痛苦。行动计划也成为了各省市医疗卫生学会或协会等社会团体组织开展学术活动和赛事的行动指挥棒。从 2015 年开始,为积极响应行动计划,广东省卫生经济学会卫生经济与文化专业委员会坚持每年主办一次"医院全面优质服务管理擂台赛",已连续举办四届,活动范围从广州迅速铺开到全省,并吸引了众多外省同行参加,这说明各家医院都非常重视优质服务,并且通过实践创造了许多宝贵的经验。

读者手中的《医院全面优质服务管理实践》就是从上百个参赛案例中遴选出来的优秀案例。从案例中可以窥见,优质服务理念已经渗透到医疗服务的全方位、全周期,从关注就医痛点到破解服务难题,从关心患者衣食住行到引入智慧医疗,真正朝着全面优质服务的要求和目标迈进。

时代在变,但医学的追求没有变。患者在你心中有多重,你在人民的心中就有多重!我们要把改善医疗服务的责任扛在肩上,坚持从患者关心的事情做起,坚持从让患者满意的事情做起,一个问题接着一个问题改善,一件事接着一件事办,一年接着一年干,从而汇聚起更多医疗机构同心共筑健康中国梦的磅礴力量。

广东省中医院名誉院长　吕玉波
2019 年 1 月 2 日

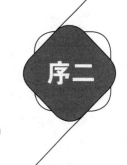

序二

全面优质服务助力"健康中国梦"

健康是人民的基本需求,是经济社会发展的基础。医疗服务作为民生的重要内容,这个话题始终牵动着政府的挂心和百姓的关心。随着人民生活水平从小康向富裕过渡以及健康意识的增强,人们更加追求生活质量、关注健康安全,不仅要求看得上病、看得好病,更希望不得病、少得病,看病更舒心、服务更贴心。

当前,我国医疗行业最大的短板是服务质量跟不上,医院建设"软件"与"硬件"不相匹配,群众就医体验欠佳。近年来,原国家卫生和计划生育委员会联合国家中医药管理局先后发布了"《〈进一步改善医疗服务行动计划〉实施方案(2015—2017年)》"以及"《进一步改善医疗服务行动计划(2018—2020年)》",这是根据新形势下医疗服务需求变化,进一步强化医疗服务管理、创新便民看病就医措施,让人民群众切实感受到医改成效、和谐医患关系的重要举措。新一轮的医改已经进行了9年整,国家提出建成全面小康的时限还有2年。随着健康中国上升为国家发展战略,体现了一种新的发展理念,政府更加注重完善国民健康政策,为人民群众提供全方位全周期健康服务,以满足人民多层次、多元化的健康需求。

为全面贯彻落实党的十九大精神,落实全国卫生与健康大会部署,按照党中央、国务院提出的"稳步推进进一步改善医疗服务行动计划"的要求,在广东省卫生健康委员会医政处和广东省卫生经济学会指导下,广东省卫生经济学会卫生经济与文化专业委员会联合广东省中医院组织编写了《医院全面优质服务管理实践》一书。这本书收录了34个全面优质服务案例,内容包括患者体验、人文关怀、品牌塑造、精益医疗、智慧医疗等,涵盖了医疗服务的各个方面。这些案例是从2015年以来连续三届"医院全面优质服务管理擂台赛"的几百个案例中梳理凝练出来的,是各个医院在长期实践中总结出来的宝贵经验,既鲜活又接地气。

随着医改的不断深入,医院面临许多新的挑战,无论从国家层面还是医院层面,都对推进优质服务提出了更高的要求。面对医疗水平、高科技设备、价格等方面的趋同化竞争,医疗机构如何分出明显的优劣势? 我认为其中服务将起到决定性作用。医疗行业的改革发展重点要从数量扩张转向品质提升,供给是为了满足需求,医疗供给侧改革必须以患者需求为导向,努力提升患者的就医体验感。《医院全面优质服务管理实践》站在优质医疗服务的理论和实践发展前沿,不仅有丰富翔实的案例,同时还有专家深刻精准的点评。通过这本书,把全国各级医院探索形成的走在前沿、具有实践意义与创新成果的优质服务模式推广出去,促进更多医疗机构更好地服务人民群众。

医疗服务质量是影响健康的重要因素。新的医学知识和技术不断涌现,为生命更健康提供了可能,也改变着医疗环境和人们对医疗服务质量的要求。随着中国特色社会主义进入新时代,社会主要矛盾转化为人民日益增长的美好生活需要和不平衡不充分的发展之间的矛盾,人民的健康需求也随之发生变化。充分运用新理念、新技术,促进医疗服务高质量发展,把老百姓看病的"烦心事"转变为"舒心事",有利于进一步增强人民群众的幸福感和获得感,是实现人民群众对"健康中国梦"新期盼的重要支撑。

广东省卫生经济学会会长　陈星伟

2019 年 **2** 月 **2** 日

创新有为　贴众而行

　　对"服务"两个字最早的感知来自那个时代耳熟能详的毛泽东著作"为人民服务"。1963年雷锋用年轻的生命谱写出"为人民服务"的华章,成为中国几代青年的榜样——"人的生命是有限的,可是,为人民服务是无限的,我要把有限的生命,投入到无限的为人民服务中去。"如果引经据典,《辞海》里"服务"指的是为他人做事,满足他人需要,以提供劳动的形式使他人受益的活动。社会学家说"服务"是工业社会因为出现了人口向城市集中的城市化和劳动分工体系的专业化,所以形成的现代化社会机构和制度。现代服务业大概也是由此而形成。

　　我自己对"服务"有比较深刻的认识是在2010年卫生部开启创建优质护理服务活动之后。创优拉开公立医院改革的序幕,加强住院患者基础护理服务,改善患者就医体验,提升患者满意度。也就是在那一年,因为创优,全省护士学习南丁格尔的著作《护理札记》深深震撼了我们,而我们从此找到创建优质护理服务的坐标原点和出发点,从《护理札记》中得以精准理解到基础护理的深刻要义和内涵。

　　在南丁格尔笔下,新鲜的空气、干净的用水、良好的排水系统、清洁的环境、充足的光线是房子的健康条件,通风、光线、房间和墙壁的清洁、个人卫生、床和被褥的清洁、饮食和食物都对病人健康产生影响。南丁格尔甚至对照顾病人心理有入木三分的深刻分析和明确要求。她说,不把事情安排得时时与你在的时候一样,就会增加病人的焦虑,而忧虑、不确定、等待、期盼和对意外事件的害怕对于病人来说比任何事情都要可怕。对于噪声的管理,南丁格尔也有独到见解,如"不必要的噪声会对病人带来伤害;在病人第一次睡着后千万不要让任何声音把他吵醒;匆忙对病人特别有害;在病人房间内或他看得见的地方窃窃私语对病人有害;病人不喜欢走起路来响动很大的护士；和病人说话的时候坐在适当的地方，不要从背后和病人说话、不要站在门口和病人说话、不要距离他太远和他说话、不要在他做别的事情的时候和他说话"等等。南丁格尔把护理的"关怀""服务"诠释得无微不至。有时候传承本身就是创新的出发点。这个探索求证的过程对广东护理的发展至关重要，直到今天我们对"基础护理""优质服务"的理解仍然深受南丁格尔的影响。

2007年广东省卫生厅和香港医院管理局联合培养专科护士，在专科护理领域不断拓展和构建的同时我们看到，高级护理实践提升和表达的最终是基础护理的服务质量。也正是在探索基础护理和专科护理及其高级实践中逐渐形成广东对护理服务的独特视角。就当下而言，公立医院在满足危重疑难复杂患者诊疗服务的同时，应当为患者提供健康、功能和生活照顾性服务，预防风险和并发症，保护患者不受伤害；应当彻底解决优质护理服务最后一公里，聘用护理员作为医院员工，而不是把住院患者生活照顾的责任推给家属或陪护公司，为此护理服务项目收费标准仍需进一步提高用以补偿。2018年7月，国家卫生健康委员会发布《关于促进护理服务业改革与发展的指导意见》，让我们更看到护理服务在慢病化、老龄化社会的价值和责任。

2015年，国家卫生和计划生育委员会（现国家卫生健康委员会）开启改善医疗服务第一个三年行动计划，优质护理服务进入改善医疗服务总体框架协同推进。2019年是国家卫生健康委员会实施第二轮"进一步改善医疗服务行动计划"的第二年，也是全国卫生健康系统全面推开公立医院综合改革的关键年，"提供优质高效的医疗服务"写入《"健康中国2030"规划纲要》中。自此，改革与改善不可分离，以改善促进改革，以改革带动改善。改善医疗服务方得始终。在这样的大背景下，公立医院更加需要在服务理念、服务模式、服务内涵、服务方式和服务层次上进一步探索和升级，只有建立基于提升患者满意、改善患者体验的服务模式改革，不断加强医院内涵建设，才能做到服务质量的持续改进。

编写《医院全面优质服务管理实践》，既为汇集和传播先进经验，促进更多医疗机构更好地服务人民群众，也是盘点和记录广大医务人员的智慧和善意。从每一个案例中，可以看到关注、关切、关爱、关情、关怀，看到广大医护人员竭诚奉献一切力量为患者造福，并尽力满足患者们的需求。

《医院全面优质服务管理实践》的案例是从广东省卫生经济学会卫生经

济与文化专业委员会连续 3 年举办的"医院全面优质服务管理擂台赛"的几百个参赛案例中遴选出来,优中选优,进一步梳理、凝练、打磨后集结而成。案例以广东省为主,体现了区域优势,是全省医院优质服务的表率,我们希望读者从中学到东西,得到启迪。

广东省卫生健康委员会 彭刚艺
2019 年 1 月 2 日

前言

　　2015 年 1 月，国家卫生和计划生育委员会与国家中医药管理局在全国医疗系统开启为期 3 年的"进一步改善医疗服务行动计划"。全国众多医疗机构加入了"行动计划"，以患者体验管理为医院管理的新切入口，开展了医疗服务质量持续改进的伟大实践。与此同时，"行动计划"也成为了各省市相关行业学会或协会等社会团体组织开展学术活动和各项赛事的行动指挥棒。

　　为积极响应"行动计划"，广东省卫生经济学会卫生经济与文化专业委员会（以下简称专委会）坚持每年主办一次"医院全面优质服务管理擂台赛"。从 2015 年开始，专委会已先后联合佛山市第一人民医院、广东省中医院、广东医科大学第一附属医院、东莞康华医院、深圳宝安中医院（集团）等医院连续举办四届擂台赛，活动范围从广州迅速铺开到全省，并吸引了众多外省同行参加。有观摩代表这样说：有这么一群人从新疆、广西、江西、山东、海南……远道而来，一直在用心将各种优质医疗服务的方法彼此分享，让每一个生命都有尊严、都能感动……"这说明各家医院都非常重视医疗服务持续改善，并且通过实践创造了许多宝贵的经验。

　　2018 年，国家启动了第二轮的三年"行动计划"，继续深化进一步改善医疗服务行动计划的部署，说明了改进医疗服务工作的战略性、长期性和重要性。改进医疗服务工作的目的是改善患者体验，不断增强人民就医获得感、幸福感和安全感。患者体验是患者与医院全方位、全流程、全覆盖、全员性的就医互动体验。要达成这个目标，就需要医院开展全面优质服务管理。

　　《医院全面优质服务管理实践》一书的主体内容是从专委会主办的2015—2017 年前三届擂台赛的几百个参赛案例中精选出来，并通过编委会的系统总结与精细打磨后汇编而成。每一个案例内涵彰显的是行业文化的精髓，展示的是医务工作者全心全意为人民服务、精益求精的职业素养和孜孜不倦的开拓进取精神风貌！每一个案例都是鲜活的为患者创造价值的实践经验，可为在持续改善医疗服务的道路上苦苦探索的各家医院提供可以借鉴的宝贵经验。

全书分为 6 章，第一章优质服务的核心目标——改善患者体验，第二章优质服务的灵魂基石——崇尚人文关怀，第三章优质服务的创新模式——塑造医院品牌，第四章优质服务的专科解法——打造医院特色，第五章优质服务的进步阶梯——践行精益医疗，第六章优质服务的未来图景——推进智慧医疗。本书以真实案例向读者展示医院全面优质服务在各级医疗机构的实践经验，没有枯燥的理论叙述，而以故事形态呈现的案例本身就是现身说法，真人实语。同时，本书还邀请了全国近 10 位医院管理的知名专家对案例进行点评，提炼亮点，讨论难点，给医疗服务管理工作者以启迪。

本书具有较强的实践操作性，可以成为医疗服务管理工作者的实用指导书和培训案例集；也可以成为医院管理学、社会医学、服务营销学、市场营销学、卫生统计学等专业本科生或者研究生的教学参考书；也可以成为工商管理硕士（MBA）、公共卫生硕士（MPH）、医院管理、社会医学等相关专业的教学人员的教学参考书。本书撰写过程中，有幸得到广东省卫生健康委员会、广东省卫生经济学会的支持与指导。另外，受限于紧凑的编写时间，内容难免有不足之处，敬请读者指正。我们期待读者向我们反馈使用这些案例的方式或效果，并就医疗服务改善提出宝贵的意见和建议。

编　者

2019 年 2 月

目录

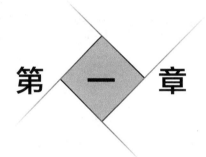

第 一 章

优质服务的核心目标
——改善患者体验

要点

以患者为中心
构筑满意工程
提升服务质量
改善患者体验

用"四心服务"构筑"满意工程"

翟理祥　广东省中医院党委书记

杨沛莲　广东省中医院办公室副主任

夏萍　广东省中医院病人服务中心主任

袁秀琴　广东省中医院病人服务中心科员

一、背景

广东省中医院始建于 1933 年,是广东近代史上第一家中医医院,也是我国近代史上最早的中医医院之一,被誉为"南粤杏林第一家"。经过 85 年的奋发图强,广东省中医院已经发展成为一家拥有 5 个院区、3 个分门诊部、3121 张病床、6358 名员工的现代化综合性中医院。2018 年门诊服务患者总人次 702 万,出院人次 14.4 万,手术近 7.7 万例次,其中三四级手术 4.7 万例次,占比 60.42%;疑难危重病例 9.8 万,占比 68.4%。连续 20 多年门诊量居全国医院首位,被原国家卫生和计划生育委员会和人民网评为"群众满意的医疗卫生机构"。

医院党委并不满足于现状,在医改带来的一系列挑战面前,始终坚守"病人至上,员工为本,真诚关爱"的核心价值理念。近十多年来,医院从立意感动社会出发,实施"满意工程",并以此作为医院全面提升服务水平的重要抓手,逐步形成覆盖门诊、住院、医技、后勤、行政管理各条线的全员优质服务创建活动,成为贯穿整个医院服务管理工作的中心线,力争让群众放心、顺心、贴心和动心。

二、做法

(一)质量保障更放心

让患者放心,意味着让患者对医院产生信赖感,愿意把生命和健康托付给我们。我们认为,医疗质量和医疗安全是让患者放心的关键因素。

1. 实施人才培养战略,构筑名医摇篮

人才是医院的第一资源,一个专家就是一面旗帜,患者会汇聚在这面旗帜下。名医的培育不仅能促进医务人员成才,使医院提升竞争力,还能实现医务人员的价值,起到凝聚人心的作用,激励他们更好地为患者服务。医院通过实施"育人工程""名医工程",以及"拔尖人才""朝阳人才"培养计划,大力培养青年骨干人才和行业领军人才。

医院先后请来 110 多位全国名中医带徒,引进国内外各类专家 130 余人,构建了由 1 名国医大师、37 名国家名中医、省名中医、中国中医科学院青年名中医为带头人的人才梯队。全院 100 多个专科专病形成了具有独特优势和竞争力的专科群,其中肾病、皮肤病、中医治未病、腹腔镜胰十二指肠切除及血管重建手术等多个领域达到国内领先水平。当前,我们正在为把医院打造成为区域医疗中心,不断提高疑难病症诊治能力,实现省委省政府建设高水平医院"登峰计划",为广大群众提供优质医疗服务而努力。

2. 夯实质量管理体系,保障患者安全

医院坚持以患者为中心,建立规范化、精细化、可溯源、可测量、闭环运行的全面医疗质量管理体系,确保患者安全,提升医疗质量。管理构架上,实现纵横结合的网格化;制度上,构建以三全(全面、全程、全员)质量管理的闭环体系;人才上,侧重培养本质安全人,追求零缺陷;组织上,落实三级四控体系,使质控工作标准化;方法上,使用 PDCA 循环等科学管理工具,使医疗质量持续改进。

医院通过狠抓基础医疗质量管理,与国际先进的医疗质量与安全管理体系对接,促进医疗安全文化和医疗质量持续改进文化的形成。此外,突出提升救治急危重症能力,2017 年急诊 120 出车 11 433 人次,在市急救网络医院评估中多次获得 A 级(优秀);全年开通绿色通道 3594 例,年增长 40.8%;收治疑难危重患者 8.1 万例,年增长 10.8%;11 个重点病种死亡率小于全国基准值,体现了医院敢收能治疑难危重患者。

3. 率先实施临床路径,推动诊疗方案标准化

2002 年我院在全国率先实施临床路径,推动诊疗方案的标准化,并持续进行方案优化,为患者提供最佳诊疗方案。我们围绕各专科的重点病种,以中医在疾病治疗中的切入点作为标准考核工作质量规范,创造性地形成中医诊疗方案和临床路径的制订方法,为中西医结合标准化找到了有效的途径。目前全院运行临床路径 115 个,不仅规范了医疗行为,提高了临床疗效,而且突出了中医特色,控制了医疗费用。我院的经验及成果得到时任卫生部部长陈竺的高度评价,进而在全国推动临床路径的实施,并参与国家及地域各种规范及标准制定。

4. 发挥中医特色优势,满足群众就医需求

我院以坚持中西融合,构建完美医学,将中医药临床疗效发挥得淋漓尽致作为自己的历史责任和时代使命。2005 年,在全国率先建立传统疗法中心,目前开展中医诊疗技术 170 多项,梳理针对"病、症、证"的中医药适宜技术 304 个,努力把医院建设成为中医药特色疗法集散地和"活的博物馆",为患者提供中医综合治疗一体化服务。

2007 年,在全国率先建立治未病中心和中医慢病管理中心,探索中医药在预防保健方面的优势,逐步形成了"未病""已病""慢病"3 个层次的中医健康管理体系,开展全生命周期的健康管理,年服务量超过 20 万人次。

2010 年,建立中医经典病房,并将其与急诊、重症医学科(ICU)联动形成"金三角",主攻各种急危重症和疑难杂症,至今运用纯中医药治疗各种肺部感染超过 600 例,以中医药为主治疗心衰 1372 例。实践证明,中医药并非慢郎中,在各种急危重复杂疑难疾病处理方面有着独特的优势。我们的经验得到了国家发展和改革委员会、国家中医药管理局的重视,将中医经典病房建设作为全国中医医院建设扶持方向。

(二)服务优化更顺心

医疗服务持续改进是一个不断纠偏、螺旋式上升的过程。我们从改善患者就医体验出发,从患者感到最焦虑的问题入手,不断优化服务流程,提升服务质量,让患者就医感到更顺畅,力求达到:即使是我们的亲人来医院看病也不需要特别的安排。

1. 智慧医疗改善患者就医体验

看病过程"三长一短"一直是患者抱怨最多的问题,医院运用"互联网 + 医疗健康"推动服务全流程再造,实现了患者通过移动终端、服务网络、手机 APP 完成线上咨询、预约挂号、候诊报到、支付费用、查询报告、中药代煎、药物配送,并与企业合作在全国首创"智慧药房",使患者就医时间最快可缩短在半小时之内。中央电视台和《人民日报》给予了专题报道;原国家卫生和计划生育委员会副主任、国家中医药管理局局长王国强认为,智慧药房是"互联网 + 医疗健康"领域的有效探索,带来了诊疗、服务和配送 3 个创新,并鼓励医院建立相关标准,向行业提供经验模式。2017 年在全国落实"进一步改善医疗服务行动计划"工作会议上,我院作为中医医院唯一代表介绍了经验。

2. 精益医疗从流程改善走向文化落地

为了推动持续改善服务,医院借鉴制造业的经验,从 2006 年开始将精益改善

引入医院管理,精益文化逐步落地、开花、结果。2018年医院运行的精益改善项目达到130项,覆盖了临床、医技、后勤、行政管理等各个体系。骨伤科的一项精益改善让膝关节置换手术从出血率30%,到几乎不出血,远远超过了国际文献报道的水平,在行业内引起了强烈的反响;手术室通过开展精益项目,提升了首台手术的准点率,减少了护士的无效走动,优化了手术器械的管理。此外,通过优化静脉输液备药流程,使医生静脉用药医嘱风险率下降35%,护士备药风险率下降62.86%;通过优化病理报告流程,超时出报告病例比例下降45.74%;通过优化预约挂号流程,提高了预约就诊率;通过简化退号流程,降低了患者折返率。目前,我院有42人通过了精益医疗绿带师培训考核和认证,医院成立了精益品质促进小组,很好地发挥了群策群力和跨团队合作的作用。精益文化氛围日益浓厚。

3. 强化服务规范,完善服务评价体系

医院从新员工入职教育开始狠抓服务规范培训,对全院员工按岗位反复强化培训;组织编写岗位服务"顺口溜",生动易记,便于落实;每季度进行全院文明科室检查和服务质量分析,运用文明科室检查、季度"优质服务流动红旗"和年度"服务质量杯"评比的杠杆,强化服务意识,推动服务持续改进。

医院不断优化服务质量的评价维度和评价方法,逐步实现满意度测评从邮寄向基于移动互联网调查的转变。我们把投诉当做患者送给我们的礼物,不断完善投诉管理系统,把投诉的处理与服务补救结合起来,做到第一时间处理,第一时间反馈,第一时间改进。对投诉采取分类管理,设定红色投诉、黄色投诉和灰色投诉,如发生红色投诉,则文明科室评比一票否决。医院坚持召开投诉分享会,把每一个投诉都当成一次服务教育和改进提高的机会,做到5个不放过——未找到问题原因不放过、未受到深刻教育不放过、未吸取经验教训不放过、未落实整改措施不放过、未分享防范规律不放过。

（三）服务延伸更贴心

俗话说一枝独秀不是春,只有让更多中医医院提高医疗技术和服务水平,让更多的老百姓在家门口就能享受到同样优质的医疗服务,才能更加贴近群众的需求,中医药事业才能真正枝繁叶茂,基业长青。

1. 坚持"大中医"行业观

我院从2006年开始先后与180多家医院建立了协作关系,以县级医院为主,包含三级甲等中医医院和社区医院,辐射省内以及海南、广西、四川、重庆、河南、陕西、江西等地。我们有专人负责协作工作,以专科协作为主体、以技术协作为重点、以人才协作为突破口、以管理培训为载体、以文化理念为导向,开展分片分科协作,持续推进区域医疗协作模式化、多样化。

我们在协作医院定期开展学术交流和临床协作活动,积极推广中医诊疗技术、适宜技术和特色疗法以及专科先进医疗技术,重点帮扶的医院还会派驻业务技术骨干挂职。努力实现"六个一":推广一批中医特色疗法、引进一项新技术、培养一支人才队伍、解决一个管理难点、建设一个重点专科、带动一个区域发展。真心实意促进基层医疗机构发展,逐步形成"榕树效应"。

2016 年医院开始构建专科联盟,支持协作医院和合作医院的专科发展,重点推广专科以病种为单位的优化诊疗方案、中医药特色疗法与适宜技术、中医治未病方案,促进院内专科制剂的共享,加强专科急危重疑难复杂病例的会诊和双向转诊,提高区域专科整体水平,让当地群众更加便捷地享受到优质的中医药服务。

2. 不断满足群众多元化的健康服务需求

中医药在养生保健方面有着悠久的历史和得天独厚的优势,一直以来深受到广大群众的喜爱。我院着力构建"融医疗、康复、养生保健于一体"的中医药服务链,把中医特色转化为贴近群众需求的服务模式。

我们还积极应对人口老龄化问题,运用中医理念、方法和技术,为老年人提供连续的保养身心、预防疾病、改善体质、诊疗疾病、增进健康的健康管理和医疗服务。探索中医特色医养结合服务内容和模式,初步构建了"医院 – 社区 – 居家"联动的中医药健康居家康复护理服务模式,率先开设医养结合门诊,为老年病、慢性病以及术后康复患者提供院后延续服务;同时培养专业服务团队,提供上门居家康复护理服务,让老年人足不出户就能享受到贴心的医养结合服务,减少老年人发病率、就医率、再次住院率,促进身体健康,真正实现健康养老。

(四)人文关怀更动心

我们把国家卫生和计划生育委员会(现国家卫生健康委员会)创建优质护理单元的活动扩大为全院性创优服务实践,不断深化创优服务的内涵,激发广大员工从"主动服务"向"感动服务"转变,努力让患者感动,进而感动社会。

1. 发挥主体意识,提升优质服务效能

医院专门组建了"提升优质服务综合效能委员会",开展神秘顾客调查,认真梳理患者的每一条意见和建议,不断探索患者需求,加强服务管理。通过拍摄优质服务剧本,组织全院优质服务管理培训,提升全员员工的服务素养。2016—2017 年共开展近 50 场优质服务管理培训,培训一线员工 4000 多名,占全院员工的 80%。服务培训激发了广大员工主动为患者服务的热情,提升了优质服务的技能,涌现了一大批感动社会的好人好事和"服务之星"。

近年来,医院党委持续开展"率先工程",要求领导干部和广大党员做"内外兼修、优质服务、勇于担当、廉洁自律、开拓创新"的表率;推动科室"青年文明号"创建活动,创新或细化一系列极具人文关怀的服务措施,得到了共青团中央的肯定;医院开展了一系列创优质服务活动,激发"我的病人我负责"的主动意识,并形成长效机制。

2."内外兼修"打造高素质服务团队

我们不断提高医疗技术水平的同时,加强员工医德教育和文明礼仪培训,使每一个省中医院人都成为递给患者的一张闪亮名片。我们的员工中涌现了抗击非典英雄叶欣烈士、和谐中国健康卫士禤国维、中国好人陈秀华、广东道德模范艾宙等先进典型,还有一大批爱岗敬业、精益求精、对病人关怀备至的医护人员。我们通过评选"服务之星""感动省中医院人物"、组织"病人心目中的好医生、好护士"大讨论、举办"感动故事会"、拍摄微电影等活动加强宣传,激励广大医务人员弘扬大医精诚,不断放大真情服务患者的正能量效应,创造了广东省中医院宝贵的精神财富。

3. 感恩文化教育涵养提升人文情怀

医院党委从 2009 年起推行"感恩文化"教育,倡导全院员工感恩祖国、感恩父母、感恩患者、医院与员工双向感恩、员工之间相互感恩,使"感恩心待人,责任心做事"成为省中医院人的准则。感恩文化教育对医务人员起着"润物细无声"的作用,激发起员工的使命感和责任感,为选择正确的发展方向、发展方式和医疗行为确立了标准。感恩文化教育促进了医院的精神文明建设,2014 年医院被广东省委宣传部确定为全省培育和践行社会主义核心价值观示范点。

医院党委引导科室围绕医院核心价值观凝练各具特点的科室文化。如:骨伤一科的"家文化",给员工和患者"家"一般的感觉,并且将关爱和服务延伸到家,创编了"轮椅上的八段锦"康复操,深入社区指导术后患者和残疾人士进行康复锻炼,荣获中国企业文化医药卫生委员会授予的"最有特色医院科室文化奖"。脑病科的"水文化",以"上善若水,真诚关爱"为理念,建立贯穿"院前 – 急诊 – 院中 – 院后"的全程无缝连接医疗服务体系,为患者提供及时精准的诊治以及无微不至的服务。

4."志愿服务在医院"蔚然成风

医院在团省委和社工组织的支持下,积极引入医疗义工,组织开展丰富多彩的志愿服务活动,每年组织义诊和健康宣教活动超过 500 场次。在门诊窗口开展"雷锋天天在身边"活动,号召文员每天主动帮助一名患者,并以日记的形式写下来,目前已写日记5000多篇,内容真实感人。我院乳腺大科创立以患者为主体和医护人员参与的志愿者组织"和友苑",已经吸引300多人加入;中医经典科组建了10多个中医学习微信群,向广大群众传播中医药保健知识。这些自发组建的团队成为深受患者欢迎的精神家园。2015年我院被中宣部授予全国学雷锋活动首批示范点。

三、成效

"满意工程"是我院落实"以患者需求为导向"发展战略以及顺应时代发展需要的具体举措,通过十多年坚持不懈的努力,推动了医院健康快速可持续发展,医院服务水平得到全面提升,患者满意度、员工满意度、患者忠诚度和美誉度逐年提升,赢得了广大患者和社会各界的肯定和赞誉。

我院连续5次获得"全国文明单位"称号,被中央文明委授予"全国文明单位标兵";多次被评为"最受欢迎便民门诊医院"。2016年在全省130家二级以上公立医院群众满意度测评中,我院在省属医院、中医医院中均排名第一。2018年,医院病人满意度96.98%,相比2017年上升1.24个百分点。医院还获得"2016年度中国最佳医院管理团队奖"、2017年"广东省改善医疗服务行动计划示范医院"称号。2018年医院的病人服务中心荣获《健康报》社授予的"医患友好度优秀团队"荣誉称号;医院成为首批广东省高水平医院建设单位;建立现代医院管理制度方面的经验做法在全国中医系统推广,形成示范效应,2018年医院被国家卫生健康委员会确定为"全国建立健全现代医院管理制度试点医院"。

(编辑:夏　萍 | 审校:翟理祥)

 专家点评:(王一方　北京大学医学人文研究院教授)

　　广东省中医院是我国医疗服务行业的排头兵,其基本经验是枢纽发力,统筹兼顾,领导站位高,善谋划,职能部门左右逢源,善于弹钢琴,传统中医特色与现代诊疗路径相得益彰,窗口示范效应与精细内功锻造表里如一,服务硬件(设施)与软件(理念)之间,知与行之间良性互动,各个时段的服务都丝丝入扣,没有空当,各科室之间,党政工、医护管之间没有短板,齐心协力,共创辉煌,更重要的是服务意识不断创新,服务业绩常抓常新,形成一个不断改进、不断优化的循环加速机制,保证了服务品牌永不褪色,服务品质永不打折。

融合创新视角下的患者就医体验提升

王倩玉　中山大学附属第八医院患者服务中心护理组长

王湘郴　中山大学附属第八医院患者服务中心主任

一、背景

拥有 50 余年发展历史的深圳市福田区人民医院 2016 年 8 月 26 日正式纳入中山大学直属附属医院管理体系，更名为中山大学附属第八医院（以下简称"中大八院"）。医院由院本部、22 家社区健康中心以及 4 个医务所组成，职工 1700 余人，是中山大学深圳校区的重要组成部分、医学院建设的重要支撑和高水平、高层次医学人才培养的重要基地。

2014 年第一季度，在深圳市医疗行业服务公众满意度调查中（当季度 96 家医院参评，其中 53 家为公立医院），医院的患者满意度排名位于全市倒数第三。严峻的现实促使医院领导痛下决心，把改善患者就医体验作为战略重点，成立患者服务中心，配备了优秀团队，全面实施优质服务新举措，实现了患者服务满意度的迅速提升。

二、做法

（一）坚持机制先行，实现病人全流程服务

院领导高度重视患者满意度，制订了"进一步改善医疗服务，建设一体化优质服务体系"实施方案，实行院长书记双组长制，确保各项工作的落实。2014 年 10 月，医院成立患者服务中心，由副院长垂直管理，中心主任从本院高年资的医护人员中竞聘产生，患者服务中心配备了优秀团队，共有员工 22 人，包括负责数据分析的医生、卓越服务培训的护理组长、出院病人健康跟踪的护士等。中心设立 3 个服务组：门诊服务组（负责门诊综合服务、预约诊疗、分级诊疗、流程再造、受理投诉、志愿者服务）；住院服务组（负责新住院患者探视、住院患者生日探视、特约服

务监督员、床边义剪、儿童节床边魔术表演）；出院服务组（负责出院三级随访、慢性病管理、健康咨询、预约复诊），最终实现患者从入院到出院全程管理与服务。

（二）坚持问题导向，开展全方位满意度调查

深圳市卫生和计划生育委员会（现深圳市卫生健康委员会）委托第三方对各级医院进行病人满意度调查，每季度将调查数据在互联网上公布，供患者选择医院时参考，同时也激励医院持续改善服务质量。医院要求"患者服务"是从患者入院到出院所遇到的每一个人和每一件事的意见反馈收集与持续改进，因此，患者服务中心除了利用第三方调查结果衡量医院自身的服务现状之外，同时在院内开展全方位满意度调查，目的是为了进一步了解影响患者满意度评分的因素，找准患者内在的深层次需求，以便更好地改进服务。

医院全方位满意度调查分别在门诊、住院、出院患者中进行，问题涉及医生护士与病人的沟通是否畅顺、医护人员对病人呼叫的反应是否及时、就医环境是否舒适、就医流程是否便捷等，调查员还会请被调查者对医院的总体满意度进行评价，并询问被调查者会不会推荐这家医院给自己的家人和朋友。2014年我院总体满意度在全市处在中下水平，个别门诊满意度二级指标得分偏低，比如诊疗过程和医患沟通、员工服务态度、排队时间、就医环境和设施等。院领导认识到并不能仅仅依靠先进的医疗技术来吸引病人，相比医疗技术，越来越多的病人会基于就医体验来选择医院。

患者服务中心每个月对随访数据进行环比和同比分析，分析报告每月10日发送至院领导、行政、临床科室主任护士长邮箱，让主管领导和科室负责人及时了解他们的服务现状和差距，以便持续改进。及时对改善患者就医体验做出努力和效果明显的科室进行表扬，并分享经验，发挥榜样的力量；对满意度持续偏低的科室，由分管院领导亲自挂帅，召开满意度提升分析会，由党办和患者服务中心负责督导服务的持续改进；对患者关心的停车难和病房清洁度的问题，联合后勤保障部现场办公进行整改。为了提高服务改进的效率，院领导建立了"中大八院服务监督"微信群，并亲自挂帅，现场督办科室的"爆料"，使患者和员工提出的每一个问题都能得到妥善解决。

（三）坚持文化认同，形成人人重视满意度氛围

过去有部分员工认为，医患关系是临床一线科室和医护人员的事情，与其他岗位关系不大。我们专门跟踪一名骨科住院病人与医院员工接触的环节，包括预约挂号、门诊医生、磁共振室、收费处、办理入院、中医骨科病房、康复治疗师，还包括因各种问题咨询过的员工。结果显示，医院的所有环节和员工都与病人相关。为了营造"人人关系满意度，人人都是满意度"的文化氛围，患者服务中心开展了一系列有针对性的培训活动：

科室服务"统一规范"。 患者服务中心的员工接受服务标杆组织的基本知识与礼仪培训，包括首问负责制、病人安全、微笑、倾听、同理心、服务用语等，打造一支热情、自信、充满正能量的患者服务队伍，在全院树立服务标杆。

小组培训"统一观念"。 打破以往全院集中培训的模式，改为小组培训。针对满意度调查患者最关心的问题，组织相关科室进行"圆桌培训"，分享工作经验与心得。先后举办了体检中心优质服务培训、挂号收费窗口服务培训、特需病房规范 +1 优质服务培训、分诊护士首问负责制培训、导医同理心培训、医务志愿者服务培训、安保人员病人安全培训等，让大家树立医患沟通与全院每个人、每件事都有关系的"统一观念"。

换位思考"统一思想"。 我们组织职能部门员工模拟病人就诊，在亲身体验就诊过程中寻找服务短板；全院职工坚持每周门诊义务服务 2 小时，在义务服务过程中感受患者的真实需求，再结合科室的实际情况，努力改善患者就医体验。

（四）坚持创新服务，满足患者多元化需求

在深化医疗体制改革中，深圳着力打造"医疗高地"，不断补齐医疗短板，实现内涵式发展。我院成为医疗卫生国家队，更需要与之相匹配的技术力量与服务水平。患者服务中心探索性开展了一系列创新服务举措。

1. 优化诊区设施布置，营造温馨就诊环境

为方便患者就诊和查询，减少排队时间，在门诊大厅和各楼层分布数十台自助机，患者可自助完成预约、挂号、缴费、查询、打印报告、手机充电等；为解决年轻妈妈当众哺乳的尴尬，在妇产科门诊设置了"母婴哺乳室"；为方便患者咨询，在门诊每层楼都安排了导医引导；为正确指导患者糖耐量试验，在门诊抽血处设立了"糖耐量试验点"。此外，我们在儿科门诊布置图书角，并设立流动服务车，车上有茶水、糖果、便民箱、健康教育处方等，满足不同患者需求。2018 年底即将启用的医院新大楼，荣获 2014 年世界建筑节"最佳健康建筑奖"；它以整体绿化、空中花园、一床一窗为设计亮点，将为患者提供绿色、环保、舒适、节能的花园式就医环境。

2. 推行科学有序就医，有效分流就诊患者

我院将"互联网 +"技术应用在各个医疗环节，成为全国首家特区移动互联网医院，患者通过手机即可完成预约、挂号、缴费、查询等功能，有效减少患者就诊等候时间。针对患者看病难的问题，我院推行预约挂号，错峰就诊，提前 14 天 100% 门诊号源开放实名制预约,全时空、全方位、多渠道开展预约诊疗,满足不同患者的需求。截至目前,我院提供微信、电话、现场、网络、自助服务机、健康网等近 10 种预约挂号渠道,门诊预约率从 2014 年的 6.8% 上升至 2018 年的 77.38%,患者就诊更加科学有序。

3. 注重医学人文关怀,促进医务志愿者服务

2015 年 4 月医院成立了医务志愿者服务俱乐部,由患者服务中心负责管理,号召全院职工、患者及家属、社会各界人士投身到志愿者服务中来,加强了患者、医院及社会之间的联系,增进医患互动。截至目前,我院医务志愿者近 200 人,累计服务时数 7000 小时,参与公益活动 40 多场。

我们秉承开门办公益的理念,借助院内院外各种力量,最大限度地帮助患者。目前开展的项目有:"五有服务"——入院有人迎、咨询有人答、困难有人帮、检查有人陪、出院有人送;"爱心义剪"——免费为住院患者理发;"糖妈妈俱乐部"——为妊娠糖尿病患者保驾护航;"爱必达俱乐部"——帮助克罗恩病患者树立信心。

4. 发挥科室服务优势,改善患者就医体验

患者服务中心安排资深护士探望入院 24~48 小时的患者,第一时间了解患者入院感受,缓解其对医院环境的陌生感;向患者介绍医院环境、住院规章制度、患者服务指南、发放院报等,方便患者了解医院的情况。在住院患者生日当天,由探视护士和管床医生护士为其送上院长签名的生日卡片和鲜花,让患者感受到医护人员如亲人般的关爱。

每逢"六一"儿童节,患者服务中心都会在儿科病房举办床边魔术表演和少儿手工制作活动,并将小朋友的手工作品制成相框悬挂于儿科病房走廊,让他们快乐地度过一个特殊的儿童节。我们开展"治好一个病人、交好一个朋友、树好一个口碑"服务提升行动,邀请住院患者作为医院的"特约服务监督员",请患者谈感受、提建议,努力改善患者就医体验,打造中大八院服务金品牌。

为了推行院前、院中、院后一体化医疗服务,延伸院后服务功能,加强出院患者健康教育,提高患者健康知识水平和出院后的医疗、护理及康复措施的知晓度,我们开展了出院患者三级随访。一级随访由主管医生和护士在患者出院 7 天内完成,二级随访由患者服务中心护士在患者出院 15 天内完成,三级随访由党办在患者出院 1 个月内完成。

医院建立云端管理平台,实行信息化、流程化、科学化的全病程服务管理。住院患者从院前准备、入院评估、住院管理、出院准备、双向转诊、出院随访,均有专业人员跟进服务,完成院内外全程照护,实现闭环式健康管理模式。

5. 设立车前服务岗,缓解群众停车难问题

由于医院正处在后期建设阶段,停车难问题尤其突出。为不让停车难成为患者就诊的绊脚石,我们设立了"车前服务岗",安排导医和保安人员在院门口接待患者及家属并发放联络卡,由导医带领患者先行挂号就诊,家属停好车后根据联络卡上的电话联系导医和家人。这项服务让病人和家属感到非常贴心。

三、成效

近年来,中大八院紧紧围绕"以患者需求为导向,努力改善就医体验"的目标,创新服务理念和模式,由患者服务中心牵头,全院积极行动起来,探索实施全方位多层次提升医疗服务质量的新举措,患者满意度明显提高。

2017年,在深圳市医疗行业服务公众满意度调查中,医院排名跃至全市113家医院第11名、公立医院第8名。为此,医院党委书记伍贵富受邀在深圳市医疗行业服务公众满意度分析会上作经验汇报。2017年11月,医院参加广东省卫生经济学会卫生经济与文化专业委员会主办的第三届"医院全面优质服务管理擂台赛"并获得银奖,参赛选手王倩玉获得"最佳表现奖"。2018年9月,患者服务中心《融合创新视角下的患者就医体验提升——中山大学附属第八医院"病区服务专员"模式探讨》获《健康报》2018"改善医疗服务"示范科室。

虽然医院的"病区服务专员"还在试行中,但我们坚信尊重患者价值观、个人需求和实际需要的"以患者为中心"永续创新的服务举措,能使广大人民群众切实感受到医改成效,营造尊医重卫的良好社会环境,助力健康中国建设!

（编辑：夏　萍　杨沛莲｜审校：翟理祥）

专家点评:（王一方　北京大学医学人文研究院教授）

中大八院的成功之处在于问题导向驱动服务变革,管理层针对各种难点问题,综合施策,实施全员、全服务流程再造与优化,执行层以患者体验改进为抓手,将优质服务理念细化、下沉到临床工作的每一个环节,以钉钉子的精神狠抓落实,排查、破解了诸多系统疏失与服务难题,开创了一片新局面,后来居上,跻身于先进行列,可喜可贺。

狠抓三条"主线",全面促进群众满意度的提升

陈书人　佛山市第一人民医院门诊办负责人

王跃建　佛山市第一人民医院院长

张斌　佛山市第一人民医院副院长

陈润钿　佛山市第一人民医院信息中心主任

一、背景

佛山市第一人民医院拥有 137 年的历史,无论历史如何变迁,以"办群众满意的医院"为宗旨,以患者满意度为出发点和落脚点,不断提高服务水平,持续改进医疗质量。近年来,医院提出"安全、优质、发展"方针,通过抓质量、强管理、重服务等全方位、多角度推动医院改革发展。坚持公益性办院方向,把追求社会效益、维护患者利益、构建和谐医患关系放在首位。努力把医院建设成为"数字化管理、人性化流程、高科技创新、低成本运营"的、在某些方面取得示范效应的现代化研究型医院。以"三个转变"("速度"向"效益"转变,"数量"向"质量"转变,"大院"向"强院"转变)促进内涵建设,通过现代化服务理念、数字化服务模式,创造"最佳的治疗选择、最低的医疗成本、最好的病人体验",使群众真正受益。

二、做法

(一)坚守医疗质量,构筑"满意"基石

医院的首要功能是治病救人,医疗效果的好坏直接影响到患者满意度。随着广大群众对健康需求的不断提高,过硬的医疗技术无疑是医院最重要的"生命线",也是满意度体系建设的重要基础。在目前医改新形势下,我们坚持

"三个转变"，强化"以病人为中心，以质量为核心，以满意为标准"的"安全、优质、发展"的管理理念，把持续改进医疗质量和保障医疗安全作为医院管理的核心内容。

1. 狠抓制度建设，严格质量控制

在"质量建院"战略坚持下，医院与国际先进管理模式接轨，紧扣内涵建设，让规范、严谨的规章制度与时俱进，诸如医疗质量长效督查机制、医疗质量考评机制、公示反馈机制、协作反馈机制、风险评估机制、医疗缺陷管理机制、危急值报告机制、患者投诉反馈机制、全成本核算机制和综合绩效评估机制等等，并通过各类查房及办公会议加强职能科室与临床医技科室间工作协调。注重全员培训，落实"医疗风险基金管理办法""医、技人员医疗质量管理积分管理办法（12分制）""手术及有创操作分级与分类管理规范""急诊、危重病人抢救绿色通道的规定"等，对违规问题及时予以督促整改。

机制创新不仅仅在于制度的确立和配套，更强调机制的运行与效益、生成与校正、宏观与微观、应时与长效，建立相应的反馈和校正系统，如院长带着各行政管理部门面对面与科主任沟通，反映的问题迅速进入决策和执行阶段，同时建立流程表监督事件解决过程和结果，最终由科主任和护士长签字验收才算合格。杜绝危及患者安全的重大医疗安全事件发生。

2. 实行精细管理，关注质量过程

医院加强各环节的质量管控，抓好门、急诊最前线，提高对门诊病历、处方质量的管控，按标准定期检查。病房－麻醉－手术室环节管理、住院病历书写质量管理、疑难危重症患者会诊管理、抗菌药物监控使用、医院感染控制等都是医院质量管理的关键环节。为此，医院通过数字化手段对各关键环节进行精细化管理等，对环节质控进行追踪管理。建立"三开一停"制度（手术9点准时开台、内镜8点准时开镜、门诊准时开诊，门诊不随意停诊），倡导全院员工努力做到"三个一些，三个一点"，即把服务流程改进得更人性一些、更温馨一些、更细节一些，替病人着想得更早一点、更细一点、更多一点。从这点点滴滴入手，加固医疗质量保障防线。

为了对质量进行全程、全员质控，医务部、质控部每月第2周横断面检查全院5个安全隐患指标，每周进行1次院长查房。在院长业务查房中，将百年传承的"诚信、关爱"理念落实到核心制度上。将院长查房重点放在督促、检查科主任核心制度的落实上，并建立现场反馈流程，及时进行制度监控，发现阶段性管理"短板"。

应用医院感染电子系统，及时提取感染相关信息。如发热、WBC 高、CRP 高、PCT 高、影像学检查肺部渗出病灶、细菌培养阳性、抗生素使用或升级等。每季度产生预警信息 1 万余条，对全院"三管"相关感染及手术相关感染开展目标监测，通过感染监测和科室反馈信息，及时发现感染聚集病例，促使临床更加规范地执行预防与控制感染的相关制度流程，如通过对产妇发热病例、儿科病房轮状病毒感染病例、血管及介入神经外科聚集性颅内感染病例、新生儿科聚集性鲍曼不动杆菌感染聚集性病例的流行病学调查，预防了医院感染暴发。

3. 狠抓技能培训，提高全员素质

为加强基础医疗护理质量，强化三基三严训练，医院举行急救能力与医疗安全技能大练兵和竞赛活动。活动分 3 个阶段，第一阶段一线临床科室内部组织、发动、培训；第二阶段医院组织理论考核；第三阶段实战考核。活动有 3 个创新，一是全员参加，医、护、技、药、后勤等所有员工，全员进行 CPR、除颤及气管插管等相关急救知识及管理理论考核；二是随机检验应急能力，现场抽取医护人员，组成 3 人急救小组考核，真实检验临床思维及应急能力；三是完善危重病人抢救制度、专科危急重症抢救流程、急救物品的配备、共同梳理医护临床思维和管理重点环节。

4. 严抓不良事件，管控安全风险

医院借助信息化工具，将全院不良事件进行标准化管理、数字化监控、归口化分析整改，使医院管理层能及时发现潜在安全风险，防范纠纷和差错。建立院内网络医疗安全（不良）事件直报系统及数据库，对全院不良事件进行统一管理。加强职能部门医院安全（不良）事件分类、分级等方面的培训；落实鼓励医疗人员主动上报医疗安全（不良）事件的奖励制度。每季度组织全院医疗、护理人员分享医疗安全信息及其分析结果。

（二）拓展医疗服务延伸线，真情助力"满意"提升

发展是硬道理。围绕医院长远发展目标："建设国内一流的数字化管理、人性化流程、高科技创新、低成本运营，在某些方面取得示范效应的现代化研究型医院。"为了实现这一战略发展目标，制定详细发展规划，在管理上不断创新，破解瓶颈，通过强化内涵建设，促进满意不断提升。

1. 以病人为本，选择最佳治疗方案

在医疗服务中，要提高病人满意度，首先要避免医疗差错，减少医疗纠纷。而保证质量和安全不能离开的依然是医生的专业精神，以专业精神赢得的满

意度，才最有含金量。为此，临床上我们始终坚守高地，提出"**医生的职责就是帮助病人选择最佳的治疗方案**"。最佳的治疗方案离不开现代医学技术的支持，为此，医院不断探索学科融合模式，组建学科群，设置杂交手术间；实行内外结合、手术与传统疗法结合的诊疗模式，如内科外科化、心内科和神经内科开展介入手术、呼吸内科开展支气管内镜检查术、风湿免疫科开展关节内镜手术等先进的治疗方法、一系列创新模式，为病人提供可选择的最佳治疗方案。

2. 从细节改善，提升群众就医体验

医院以群众满意为标准，除优化门诊、急诊、病房环境外，更借助信息化进行流程再造，细分和整合专科，围绕诊疗平台、服务平台、管理平台、知识库平台进行一系列改革，缓解市民看病难、停车难、看病贵等问题。

（1）**成立客户服务中心，加强服务管理**：医院成立客户服务中心，完善满意度体系管理的组织架构。成立该中心以来，通过不同渠道、方式听取患者的声音，"一站式"投诉管理机制，加快了投诉与建议的应答并推进了科室的整改。开展门诊常态化的服务质量巡查机制，促进医院窗口服务的规范化，让患者感到自己权利受保护、受尊重。同时借助医院信息化建设，实现患者诊前、诊中、诊后服务的串联。例如，通过信息系统质控审批医生的开（停）诊时间、手术开台时间、出诊率；启用二代身份证读卡识别系统初诊登记，将门诊挂号及收费系统改为一站式通窗服务，随时根据门诊不同时段挂号、收费患者的多少进行动态调节；设立门诊各诊室分诊叫号屏，在广东省内率先实施实名制多种方式预约挂号。诊疗后，通过电话、短信、触摸屏等进行出院后随访、满意度调查。

（2）**建设数字化医院，提升服务效能**：2015年，佛山市第一人民医院成为广东省首家手机电子病历系统应用医院。门诊自动发药系统的上线，极大地提高了工作效率，有效解决了门诊患者取药等待时间长的瓶颈问题。病房实施电子病历、电子病历质控、电子临床路径、电子医嘱、电子处方、电子检验单审核；开展无线移动查房、无线记录观察、手机OA办公系统、文件电子审批、门禁系统、阳光用药监控系统等。医院实现影像存储与传输系统（PACS）报告双医生签名，实验室信息管理系统（LIS）异常检验结果预警，医院感染分析预警系统、"门诊医生工作站"提供预约挂号、集成合理用药监控、集成用药咨询，辅助医生正确用药等；"住院医生工作站""移动医护查房电子病历系统""智能ICU监护系统"等创新服务，理念先进，数字化水平高，得到原卫生部专家组的高度肯定,也成为同行的样板。这些数字化建设产生的价值不仅体现在经济效益上(如办公自动化、影像无胶片化,每年都为医院节省大量的成本),也体现在以人为本的无形价值上(如条形码化输液管理系统、患者腕带核对系统、手术分级管理系统所带来的医疗安全保障)。

（3）**优化门诊流程,提升服务内涵**:医院对各类流程进行梳理,进行全方位优化及重建,先后对各种自助设备(挂号、检验、病理、CT、MR 检查报告)使用流程、微信服务使用流程、自助发药机、分诊叫号一室一屏流程、门诊转诊流程、门诊集中采血检验流程、门诊无纸化就医流程、出入院办理"一窗式"服务流程、住院部电梯排队方式、检查集中预约流程等进行优化。同时,医院严格要求功能检查科室检查预约不超过 3 天,常规检查 2 小时出报告。流程的优化有效地缓解了 B 超、MRI、CT 检查预约时间久的问题,缩短了患者等候时间。

（三）紧抓患者需求标准线,引领加速"满意"增长

患者需求是医院服务持续改善的原动力。为了更好地聆听患者的意见,2013 年起医院构建了一套满意度综合管理体系,从满意度调查、数据整理分析、服务评价、持续改进等多个环节实施满意度管理,并建立长效机制。

2013 年医院构建满意度综合管理体系,成立满意度管理领导小组及服务质量评价小组。服务质量评价小组坚持每年开展不同主题的优质服务活动;每半年举行一次全院服务质量分析会;每季度举行一次全院满意度测评结果汇报分析会及服务之星评选表彰大会;每周满意度领导小组由主管院领导带领,多个职能科室参加开展专项查房,督促持续整改;每天门诊部和客户服务中心对窗口服务质量进行巡查督导;每年寄出调查表上万封,访谈门诊病人 3000 人,电话随访 1 万人,平均收集意见 1500 条,并进行系统归纳和分析,及时反馈给临床医技部门、职能科室和院领导,为优化服务管理提供更好的建议和依据。

此外,医院开发设计了数字随访系统,可以实现患者满意度调查、语音平台及短信平台自动随访。同时在住院医生站系统增加了"出院患者复诊预约"功能,在患者出院时就能预约门诊复诊。出院前责任护士对病人评估,并对病人及家属进行健康教育效果评价,让患者更好地过渡到居家护理。

医院实行"一站式"投诉管理,由客服中心负责,包括投诉接待、服务补救、处理跟踪、持续改进等全流程的投诉处理工作。同时医院开发了投诉管理信息平台,实现投诉的信息化和数字化管理,使投诉可以做到全天 24 小时受理,提高了投诉的分类分级管理,保证了投诉处理的时效性。另外,客服中心还负责收集媒体、政府部门所反馈的市民意见,市民也可以通过客户服务中心

提意见。医院制定并完成了门诊客服医患沟通的需求分析及系统设计，通过现场访谈、电台民生热线访谈、电话和信件回访、每季度医患沟通会等方式听取病人意见。

三、成效

服务好不好，群众说了算。日门诊量过万人次，年入院人次 10 多万、大型手术 5 万多台。作为佛山市的龙头医院，深得佛山以及周边地区患者的信赖。医院于 2016 年、2017 年连续两年获得全省公立医院群众满意度测评第一名。

"让群众满意的医院不容易，一所医院守护着一座城的生老病死，最希望听到的，也是这座城群众的肯定。在当前医患关系之下，坦白说，佛山市第一人民医院作为一家百年老店、佛山医疗卫生界当之无愧的'龙头'，什么大风大浪没见过，什么大奖小奖没拿过，但像这种群众捧到跟前的'头号'荣誉，还真是屈指可数，既是肯定更是激励。肯定其苦练内功、对标国际，激励其不断追求更好的医疗效果、更佳的医疗体验、更低的医疗成本。不论是市一医院，还是其他医院，心系群众始终不渝的努力，终将会被群众认可，化成好口碑，回荡在这座城市里。"以上这段话是《佛山日报》刘蓉记者从第三方的角度述说出我们的体会。确实，要成为群众认可、满意的医院是件不容易的事。

（编辑：夏　萍｜审校：翟理祥）

专家评析：（翟理祥　广东省中医院党委书记）

　　佛山市第一人民医院作为一家有着 137 年历史的"百年老店"，有着深厚的积淀和优良的传统，始终坚持"安全、优质、发展"工作方针和"数字化管理、人性化流程、高科技创新、低成本运营"发展目标，重点聚焦医疗质量和服务质量问题，通过制度建设、精细管理、技能培训、风险管控，夯实医院赖以生存的基础；通过选择最佳治疗方案、建设数字化医院、优化就医流程、构建满意度综合管理体系，不断强化医院内涵建设和科学管理。这一成功案例体现了安全、优质是医院不断向前发展的根本，也是现代医院管理永恒的主题。

以顾客满意为动力,以创新服务求发展

魏远琼　佛山市顺德新容奇医院客户服务部主任

一、背景

佛山市新容奇医院(以下简称新容奇医院)始建于 1958 年,前身是顺德县第二人民医院,是一所综合性二级甲等医院。2005 年,转为股份制医院。转制初期,医院各项医疗资源都不足,相邻有多家同级别的医院,面临着竞争升级,可谓是"在夹缝中求生存"。

如何在夹缝中寻求生机,走出低谷,谋求发展,迎接挑战,是摆在医院面前的新课题。医院意识到要想吸引患者,争取生存空间,只有转变思想,立足患者,不断提高服务质量,转变服务意识,改善服务态度,才有立足之地。为此,医院把服务提升作为医院核心竞争力的重中之重。通过坚持不懈地抓服务、管服务、强服务,医院服务工作取得了明显的成效。2017 年医院门诊量逾110 万人次,出院病人 2.5 万人次,住院手术 5842 台次;透析病人逾 20 000 人次,居顺德区第二位;分娩数量居区内医院第三位,同级医院第一。2013 年获得顺德区首家全国"PAC(流产后关爱)优质服务医院"。普外科、呼吸内科为"顺德区临床重点专科",眼科为"顺德区视力残疾康复技术指导中心"。

二、做法

(一)成立客服,立足患者

2012 年,医院成立了客户服务部和服务管理委员会,提倡"全线服务"理念,特别关注服务"第一印象"及"最后印象"。医院客户服务部团队分前台接待人员及后台服务管理人员。前台客服人员坚持"以病人为中心"的理念活跃在医院门诊大厅的每一个角落。例如,前台客服人员主动为行动不便的患者或家属提供轮椅和手推病床等设备,并为其提供陪送服务;医院开通服务监督专线，提供咨询预约服务；主动为群众提供测血压、测血糖、现场咨询预约等服务。

客户服务部的后台管理人员则重点负责服务监督和服务培训。例如对保安停车指引、前台接待、就诊、检查、缴费、取药等每一个环节进行服务培训，力求把服务用语标准化，接诊行为规范化，让患者全程享受热情周到的服务。客服人员不定时到临床科室开展服务检查督导，跟进各科室的满意度与服务创新开展情况，反馈落实患者意见与建议。为了更好地转变员工的服务意识，让全院人员都积极参加到改善服务的工作中，每年客户服务部组织举办一系列服务竞赛，推动服务质量的持续改进。

医院坚持开展患者出院电话随访，病人出院后 15 天内由各临床科室进行电话随访，对 VIP 高端客户则提供上门服务。随访服务使病人出院后也能感受到医院"一切以病人为中心"的人文关怀和充满人情味的"院后服务"。客服人员在病人出院 16 天后进行回访情况监督，每月对科室随访结果进行统计，病人回访率达 95% 以上；对回访率不达标的科室，按照医院《服务奖惩制度》进行惩处，并要求科室及时进行整改。

（二）问题导向，立足改善

医院在投诉管理上遵循合法、公正、及时、便民的原则，做到投诉有接待、处理有程序、结果有反馈、责任有落实。例如，为方便患者反映问题，在全院醒目的地方张贴公布专设的服务监督热线，在住院各楼层及门诊各区域设置病人"意见箱"和"满意度收集箱"。再如，为及时处理投诉，医院实行"首诉负责制"，强调能现场解决的投诉及时处理解决。为了做好投诉分析，每月客户服务部组织服务管理委员会对当月病人投诉进行讨论研究，进行投诉定性评定，分析根本原因，并提出整改措施。

医院每月开展患者满意度调查，现场调查中收集的意见及时解决，例如客服人员每天到医院门急诊进行环境卫生监督，发现问题立即用微信反馈给后勤部门，后勤 24 小时内维修、整改率达 90% 以上。每季度统计分析满意度数据，并在全院中层质量分析会议汇报满意度结果。为更有力地实施满意度管理，医院将满意度直接与科室主管的绩效工资挂钩。围绕群众不满意的地方，要求科室主管开展 PDCA 循环管理。2016 年 PDCA 循环改善项目 13 项，2017 年 PDCA 循环改善项目 5 项。这些改善项目，优化了就诊流程，提高了服务效率。

为了更好地优化就医环节，以发现问题为导向，医院邀请新入职或社会人员来院进行现场"服务体验"。服务体验报告发相关科室及医院领导，对存在不足的地方要求科室进行整改。对涉及多个科室的问题，客户服务部组织、协调相关部门及科室共同研究或提交医院服务委员会。

（三）优质服务，立足文化

医院文化是医院的灵魂。新容奇医院历史悠久，文化积淀丰厚。以"严谨规范、友爱协作、诚信敬业、求新好学"的工作风貌，肩负"救死扶伤，促进健康"的使命，不断在医疗服务工作中践行、传承着"精医厚德，崇实尚新"的职业信条，竭诚为市民提供高效、便捷、平价的诊疗服务。医院以倡导社会和谐、家庭美满的新时代社会主义核心价值观为主题，每年举办丰富多彩的"三月风华"系列活动，展现女性魅力才华，也凸显医院人文和风貌。

医院还积极参与社会公益活动，体现了公众服务性。如医院主动开展各种健康咨询和免费诊疗活动，为民众普及相关的健康知识，提高民众的健康意识。2016年开始，联合顺德区视力残疾康复指导中心在顺德地区开展"慈善光明行"关注老年人眼健康公益活动，已资助上千名白内障患者进行复明手术。在2015年顺德区"十佳医生"眼科专家柯建林主任和2017年顺德区"十佳医生"内分泌专家李海峰主任的协同下，该公益活动进一步强化对糖尿病视网膜病变等并发症的防治。两年来，由国内著名外科专家、中国医师协会外科医师分会疝和腹壁外科医师委员会委员戎祯祥教授（新容奇医院业务院长）主持开展"善医行·疝医行"（顺德站）公益项目，为16名贫困疝患者提供救助。产科多年来坚持每周三开展"爱力呼吸分娩减痛"的课程，专业讲授，建立孕妇顺产的信心，提高自然分娩率，并坚持每周六开展孕期健康教育讲座。医院年开展义诊20余场、职业病宣传40余场、健康讲座120余场，受到群众的欢迎和好评。

在优质服务方面，医院开展"让爱传递、你我同行"院校义工志愿者合作的服务项目。2016年至今，先后有容桂外国语学校100多人自愿申请参加义工服务活动，每周六到医院热心为市民提供指引路线、倒水送药、协助使用自助缴费终端等帮助上万次。义工志愿者总是面带微笑，耐心服务，构成了医院一道靓丽的风景线。

三、成效

医院秉承"仁爱济民"的核心价值观，坚持以"顾客满意为动力，以创新服务求发展"为目标，扎实做好医疗服务工作，收到了明显成效。2017年医院患者投诉同比下降 28.5%，防保科成为广东省 5A 级接种门诊。在顺德区卫生和计划生育局（现顺德区卫生健康局）委托深圳万人市场调查公司作为第三方独立调查机构对顺德医疗服务的调查中，新容奇医院以 92.42 分的成绩居 15 家区内二级以上医院第一名。

新容奇医院通过信息化手段、微信平台、自助终端、门诊排班等途径减少患者等候时间，同时斥巨资在顺德医疗系统内首家引入立体停车库，增加车位近 200 个，并在主要路段安排专人疏导院内交通，缓解停车难问题。医疗技术、服务水平均得到市民的认可和信赖，2016 年 8 月国家卫生和计划生育委员会陈宁姗副司长来医院考察调研，肯定了实施差异化服务发展战略的成效。医院优质服务管理工作，没有最好，只有更好！要立足实际、立足患者、立足改善、立足文化，在歧路中求生，找到一条适合自身发展的路子，从而加快医院的发展。

（编辑：夏　萍 | 审校：翟理祥）

 专家评析：（陈星伟　广东省卫生经济学会会长）

届满 60 周岁的原佛山市顺德县第二人民医院，转制为股份制医院的新容奇医院至今 13 年。不大不小的二级医院，且位于医疗资源相对比较充足的珠三角的广佛同城的边上，真可谓是没有什么地理优势。但他们以顾客满意为动力，以创新服务求发展，秉承"仁爱济民"的核心价值观，时刻牢记"以患者为中心"的服务理念。从医患接触的"第一印象"一直到满意而归的"最后印象"，"全线服务"。他们的办法看似简洁明快不怎么难，三句话：①成立客服，立足患者；②问题导向，立足改善；③优质服务，立足文化。真要做到这三条并做出成效可不容易。难能可贵的是，他们十年如一日，一点一滴地抓落实，潜移默化，不断改进提高和优化。他们做到了，终于使医院的医疗技术、服务水平得到市民的认可和信赖，硬是在夹缝中比较好地生存了下来。

以患者体验为导向，全面提升现代化急诊服务能力

李爱容　景德镇市第二人民医院质控科副科长

方丽君　景德镇市第二人民医院副院长

王华景　景德镇市第二人民医院质控科副科长

姚淑琰　景德镇市第二人民医院宣传科副科长

一、背景

景德镇市第二人民医院是一所集医疗、科研、教学、康复、急救为一体的三级甲等综合医院。医院建立于1971年，目前开放病床999张，在职职工近1400人。景德镇市第二人民医院急诊科成立于1983年，前身为景德镇市120急救中心，曾承担全市的急诊急救任务。2011年，景德镇市成立"120"指挥中心，急诊科工作任务发生改变，科室转变思路重新定位发展方向，在医院新一届领导班子的部署下，确立"打造一个适应医疗体制改革，以患者体验为核心，推动医院快速发展的龙头急诊科"的新目标。四年多来，通过对急诊科建设布局、硬件设施配置、急诊流程完善、服务管理提升等方面持续不断地改进，取得了显著的成效。

2011年以前，医院的急诊科布局一直沿袭着传统的急诊科模式，设备配置简单，流程结构松散，服务功能单一，业务用房严重不足，服务职能更多体现在院内中转上。如科室仅配有简单的内、外科诊室、抢救室及治疗室，所需急诊关键检查科室，却分别隶属于医技科等其他多个科室。

同时，急诊挂号收费、取药及注射输液等，也分散在医院的多个区域，造成了急诊流程烦琐、急诊救治时间延宕、多层级管理协调不便等。尤其是急诊科医生构成由大内科、大外科、各医技科室安排值班人员组成，以支援形式而设

置，形成多头管理、职能不明、互牵制等弊端，急诊患者就医体验不佳，极大地影响了急诊服务质量和医院的形象。这种传统的急诊科管理模式无法满足群众日益增长的急诊服务需求，也远远落后于当前急诊医学的快速发展。

二、做法

急诊科是医院的"窗口"，"应急"是其最大的特征。为了更好地体现"急救"服务，医院以大力改善患者急诊就诊体验为目标，引入国际标准现代医院急诊科理念，按照"一站式"集中式布局标准对急诊科布局进行全面升级改造。

（一）重设急诊科服务区域，整合急救服务同一空间区域

以急诊服务中心为原点，强化急诊医疗区、急诊功能检查区、急诊辅助区的三区设置。急诊医疗区新增急诊手术室、急诊ICU、急诊病区，完善急诊留观室、急诊抢救室，将医院注射、输液大厅划入急诊科。功能检查区新增抽血室、化验室、报告自助打印区、DR室、B超室、心电图室、CT/MRI室、介入室集中一站到达。急诊区内随时可调用床旁照片机、床旁B超机、床旁胃镜、床旁透析机等，满足了日益发展的急诊医疗技术的需要。医疗辅助区如急诊挂号、收费、药房，既与急诊分诊相邻，又连接治疗区，急诊服务功能全面，又兼具了导医、分诊、发热预检、常规咨询、投诉接待、轮椅平车租借等多种辅助服务功能。

由于所有急诊服务到达半径均在15米之内，病人无需离开急诊区域即可完成包括挂号、缴费、取药、诊断、检查、急诊手术与治疗、重症抢救与监护观察等全急诊所有流程，有效降低了因病人来回奔波和转运引起的医疗（安全）不良事件发生率，提高了急救抢救成功率。

（二）打造一站式动线布局，保障高效快捷安全转运患者

新急诊科服务模式主要围绕"院前转运一站式"和"院内转运一站式"展开，核心为打造一个全新的"大急诊"概念。如针对"院前转运一站式"，开辟了急诊专用大门和专用急救车通道，无障碍式急诊通道直接与急诊分诊台相连接，急救车及社会车辆可直接驶入急诊大厅内，患者下车至急诊分诊台距离不足3米，有效缩短了急诊就诊时间。

"院内转运一站式"则通过"通畅急救"来完美体现：超大的急诊大厅，超宽大的急诊走廊，宽敞的通道，以及急诊和门诊之间、急诊与住院大楼之间垂直衔接，电梯配置充足，又一目了然流畅，满足高效快捷会诊及患者安全转运要求。

（三）加强急诊科组织架构，保障急诊医学人才队伍建设

根据现代急救医学模式要求，医院对急诊科组织架构给予了高度重视，由业务院长直接分管。人力资源配备实行专业对口，人员相对固定。为稳定急诊队伍，医院还加大对急诊科的激励，在绩效政策上进行倾斜支持，在人事管理上实行优先晋级，优先培养。近几年，急诊科的医疗护理队伍快速壮大，急诊专职医护人员比例达85%，主治医师比例达80%，护师比例达70%。

（四）完善急诊科绿色通道，保障危重症患者救治

在建立完善救治流程中，急诊科陆续开通了急性创伤、急性心肌梗死、急性心力衰竭、急性脑卒中、急性颅脑损伤、急性呼吸衰竭、消化道出血、百草枯中毒、高危孕产妇等九大急危重病种绿色通道。并建立了优先抢救、优先检查和优先住院，由总值班担保"先救治、后交费"机制；将科主任的手机短号按所处楼层设置，以方便记忆，更好地为急诊服务，并进一步规范抢救流程和处置预案，同时急诊科与多个专科联合成立救治小组，做好前哨兵。

如与心内科与介入室组成的心肌梗死救治小组；与神经内外科医疗组组成的脑卒中介入治疗小组和脑卒中静脉溶栓组小组；与各大外科医疗护理团队组建的创伤救治小组等，遇有急性心肌梗死、脑卒中、严重创伤等患者立即启动各专业组进行团队协同救治，为有效落实和提升MDT效果，缩短救治时间，提高急诊抢救成功率而努力。近年来，急性心肌梗死患者的门－球时间持续缩短，由2016年的平均92分钟逐步下降到平均58分钟，脑卒中静脉溶栓患者的DNT时间由原来的平均86分钟下降到目前的平均39分钟，静脉溶栓的患者数量较去年同期提升300%，脑卒中患者好转率达95%，真正做到了"时间就是心肌，时间就是生命"。2017年，医院胸痛中心建设顺利通过国家认证。2018年4月，与中国创伤救治中心建立"创伤救治联盟"；5月，卒中中心获国家卫生计生委脑卒中防治工程委员会（现国家卫生健康委脑卒中防治工程委员会）授予"高级卒中中心建设单位"。

（五）畅通乡镇医院网络，搭建信息网络共享平台

为适应医改新形势，医院着力医联体建设，以专科（血液透析室）直接托管、专科联盟（胸痛联盟）等多种模式与附近多家乡镇医院签订医联体建设合作协议，并建立信息共享平台、一体化急救体系和远程心电网络系统，推进双向转诊。同时，在医疗、护理技术及医院管理等方面加大对乡镇医院的帮扶与交流；急诊科则开通双向转诊绿色通道，保障了乡镇医院的急、危、重症及时转入，及时有效的诊治。

三、成效

大集成、大整合的便捷"一站式"急诊理念和急诊流程功能,充分体现了"以人为本""以患者为中心"的思想内涵,进一步改善了患者就医体验,满足了患者"方便、快捷、高效"的就诊需求,得到了患者广泛认可。

通过四年多的不断优化与改进,急诊科职能从单一"中转站",发展为集院前接诊、急诊急救,检查、手术、观察与监护为一体的"院中院",建立起一套符合专科建设标准、适合医院医疗技术发展的急诊救治流程(图1-5-1为改进前的急诊救治流程,图1-5-2为改进后的急诊救治流程)。

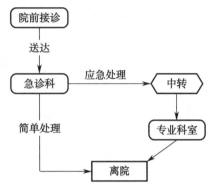

图1-5-1　改进前的急诊救治流程

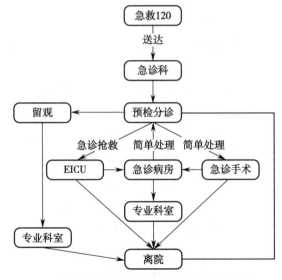

图1-5-2　改进后的急诊救治流程

至2015年,急诊科用房由改造前的500m²,扩大到2700m²。2016年日均急诊人次较上年增加15%,年急诊人次从2012年的2.1万人次增涨至2015年的3.5万人次;急诊人次在我市各大医院中排名第一。急诊病人抢救成功率持续保持在85%以上,急诊患者满意度调查从改造前的58.5%提升到

85.8%，真正成为了医院的窗口和名片。服务能力持续改进带来了急诊专科水平稳步提升。2013年12月，急诊科通过江西省不定期重点专科评价，2016年5月被批准为省市共建学科。

作为医改的核心之一，急诊医疗的未来发展，依然需要与时俱进，继续不断地改进与创新，而以"病人为中心"、关注患者就医感受，"时间就是生命"的救治理念，将永远是贯穿急诊医疗管理与发展的终极方向。

（编辑：徐海峰　夏　萍　郝琳慧 | 审校：翟理祥）

 专家评析：（王光明　中国科学院大学深圳医院副院长）

　　对于普通急诊的患者，甚至只是"夜诊"的患者而言，急诊科的大小、布局，以及流程是否合理，不会受到特别的关注。能快点见到医生，能早点把病看完就可以了。但是，对于120送过来的，或者自行来院的急诊重症患者而言，急诊科的大小、布局、流程却性命相关。当命悬一线的患者，被从救护车上推到急诊科的那一刻，他期望见到的是专业、冷静和有序。如果真的是这样，患者心中会燃起巨大的希望，战胜对病魔以及对死亡的恐惧。反之，患者会陷入绝望。我没有研究两种截然不同的心境下，患者抢救成功率是否有差别。但有一点我坚信，满怀希望的心境下，患者的体验是好的，对诊疗的配合是积极的，家属的满意度是高的。我相信，这一点，中国医院的院长也是认同的。但在目前的医院经营思路、医院考核以及职称考评体系下，去配强急诊科的人财物、场地等，是"不划算"的。大多数中小医院的急诊科，功能不强，只能成为一个"二传手"。要么快速把患者"打发"回家或到其他医院，要么转手收到病房。景德镇市第二人民医院选择把急诊科做大做强，可能与其前身是市急救中心是分不开的，能够急病人之所急，想病人之所想，用医院的2700m² "黄金地段"来配强急诊科，同时也为医院带来了良好的社会效益与经济效益。

　　我认为急诊科的强、弱、坏，虽然体现不了一个医院的经营好坏，但却体现了一个医院的社会担当。

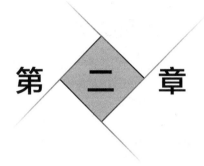

第二章

优质服务的灵魂基石

——崇尚人文关怀

要点

强化服务意识

崇尚人文关怀

践行使命担当

打造温度医院

把无形的文化变为有形的力量

杨伟琪　东莞市第三人民医院党委副书记

雷蕾　东莞市第三人民医院党委办宣传干事

一、背景

东莞市第三人民医院成立于1903年,是一所有着百年光荣历史和文化传承的市属三级甲等医院,现有编制床位1000张,员工1300余人,是东莞松山湖片区中心医院,其管理水平和学科建设水平均处于全市先进行列。在新医改的大背景下,医院管理和发展面临着许多新的挑战,如人民群众对就医环境、服务质量的需求不断提升,医患关系日益复杂、医护人员工作压力日渐增大等。如何通过医院文化这只无形的大手,充分发挥其导向、约束、凝聚和激励作用,让医务人员始终保持职业的荣誉感和责任感,主动适应行业发展需求,主动提升服务水平,从而形成医院持续发展的正能量,成为值得每一位医院管理者迫切需要思考的问题。

二、做法

(一)剖析医院文化特点

如何更好地实现医院文化落地,使其中蕴含的价值观念、基本信念和行为准则内化成为支持医护人员做好工作、促进医院持续发展的动力,首先需要对医院文化的特点进行剖析。

1. 抽象性与具象性的融合

文化是个抽象的概念。医院文化是医院员工在工作中自觉遵守的共同的价值观念和行为准则,但同时又会以各种各样的形式体现出来;它承载在医院服务每一个环节中。想要达到抽象的精神与具象表现的内在统一,就要在体现医院文化的方方面面上下功夫,在历史传承的保护、员工信仰的彰显、服务宗旨的树立、行为规范的养成和环境氛围的营造方面都要深入细致地打造。如何形成医院文化的同一性、形成全院上下的共鸣,是我们在工作中需要解决的核心问题。

2. 约束性与自觉性的统一

医院管理离不开对员工行为的规范和约束。规章制度是医院文化中能够直接约束员工行为的标尺。而对于医疗这种特殊的职业,常常面临着复杂的法理、伦理、道理等多重取舍,医院的管理不能单纯依靠规章制度,更需要"文化"充当润滑剂。医院文化对全体医护人员起到潜移默化的作用,引导他们从内心遵守医院的行为准则和道德规范,认同医院的价值观念,愿意以此来规范自身的思想和行为,达到文化自觉,在复杂的环境下,更好地实现职业价值和理想,更好地为人民群众服务。

(二)医院文化建设实践

文化虽然是一个抽象的概念,但文化活动则是具体、可衡量、可操作的。我们通过不同时期医院的发展目标,组织策划各种文化活动,设立每次文化活动的目标,并最终使每次文化活动产生的效应与医院建设宗旨和发展目标相统一,相辅相成,从而形成合力。比如,2013年是东莞市第三人民医院建院110周年,借此契机,策划开展一系列周年活动,确定总体目标为树立品牌,为医院可持续发展注入原动力,大力弘扬"大医至善、惠育仁和"的医院精神,根据总体目标策划组织具体文化活动。

第一阶段:被动接受——感知

努力把医院文化变成人们看得见、摸得着、生动、有吸引力的具体内容,让员工通过视觉、听觉等能够直观感受。

策划内容——"寻找老照片"活动:面向全院职工征集医院的老照片。我院许多职工的父辈、甚至祖辈都在医院工作过,这些珍贵的老照片,既能弥补我院缺失的历史珍贵资料,又能让大家重温当年前辈们的风采,学习他们的优良传统。通过甄选其中有意思、有意义的图片,撰写老照片的故事,开设图片展览,吸引员工和群众参观。此次活动引发了院内"怀旧"大讨论,许多难以忘怀的人和事一一呈现在大家面前,让老员工重温医院历史,让新员工了解医院历史。

第二阶段:主动探索——感悟

在引导员工追溯医院历史之后,第二步是引导员工感悟文化。比起外界赋予、强加,自发推选"文化代言人""文化符号",找出大家认同的文化精神更有号召力。

策划内容——开展"发展之路——医院各科室电子报大赛"和"感动惠育人物"评选活动:我们以科室为单位,组织"发展之路"为主题的电子报大赛,倡导各科室回顾从建科到当下的发展历程,回顾学科建设一路走来的足迹及在这个发展历程中做出突出贡献的科室骨干,并通过图文并茂、设计新颖的电子报进行全院性展示;在这个基础上继续推出"感动惠育人物"评选活动,让员工自发寻找医院发展历程中能够成为榜样的、感动员工的人物。各科室推选出一大批优秀人物,我们通过网站和院报等阵地宣传他们的故事,并通过"感动惠育十大人物"投票评选方式,激发员工们了解榜样和学习榜样的热情以及成为榜样的自豪感和荣誉感。

第三阶段:强烈共鸣——感动

在前两个阶段活动的基础上,以兼具仪式感、纪念性的活动,将活动推向高潮,让员工感到厚重的存在感,使医院文化深入人心。

策划内容——"感动惠育十大人物"颁奖晚会:我们举办了一台隆重而盛大的颁奖晚会,用十位获奖者的经历,串起一幅医院从兴建、发展到腾飞的史诗式画卷。根据医院发展的三个主要时期,我们把晚会分为三个篇章,每一章都用丰富的节目表现形式再现历史,并且将医院文化的精神内涵贯穿始终,用讲述感动惠育人物的事迹作为载体,再配合具有丰富精神内涵的颁奖词,进一步讴歌医院的发展历史,展现优秀员工所反映出来的时代精神。医院还将"感动惠育十大人物"的事迹纳入院史长廊进行展示,为医院文化找到了鲜明的代言人。

三、成效

著名作家梁晓声说过"文化"可用四句话表达:根植于内心的修养,无需提醒的自觉,以约束为前提的自由,为别人着想的善良。医院通过组织开展多种形式的医院文化活动,挖掘整理医院历史,从中梳理总结医院文化内核,并注重向院内外宣传和弘扬医院文化。随着文化活动的逐步深入开展,广大员工在潜移默化中将医院文化所倡导的核心价值观转变为自觉的行动,以更加精湛的医术、良好的医德、亲切的关怀,为广大患者提供优质服务,从而增强医院的凝聚力和向心力,进而扩大了医院品牌影响力和美誉度,助推医院各项事业快速发展(图 2-1-1~ 图 2-1-4)。

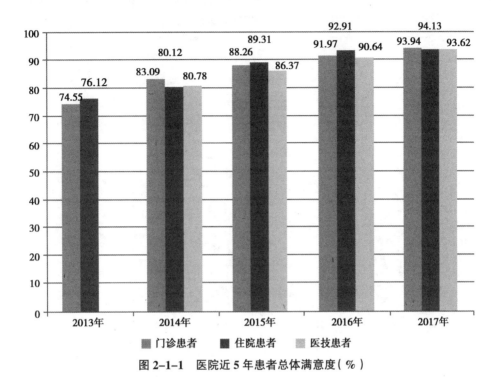

图 2-1-1　医院近 5 年患者总体满意度（％）

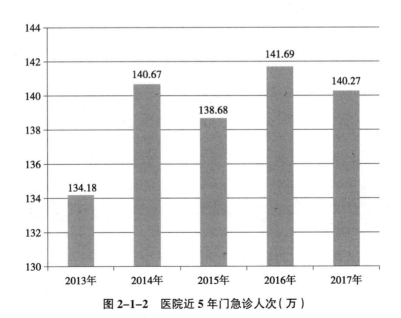

图 2-1-2　医院近 5 年门急诊人次（万）

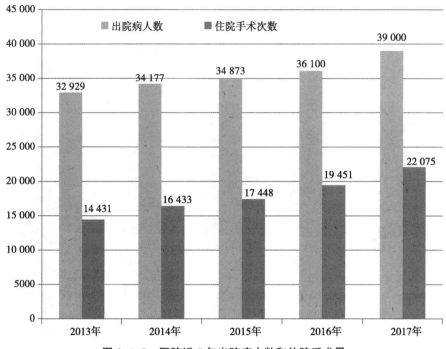

图 2-1-3 医院近 5 年出院病人数和住院手术量

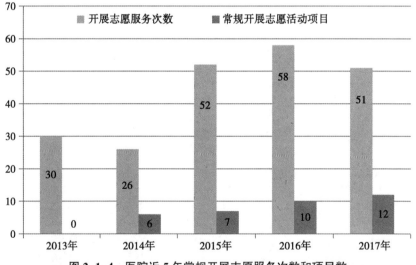

图 2-1-4 医院近 5 年常规开展志愿服务次数和项目数

数据显示,医院近 5 年的患者满意度逐年提升,各项业务稳步发展,志愿服务热情高涨,涌现了许多优质服务的典型案例,被媒体宣传报道,如《胎儿腹中脐带脱垂,护士跪地助产》,助产护士全程跪在产妇脚边,用手指托住胎儿头部,为宝宝开通了生命通道,为抢救赢得了宝贵的时间;《飞刀扎入女童后脑,医生跪地托头》,麻醉科主任在孩子手术期间跪地用手托住悬空的脑袋,确保手术顺利完成;《五龄童遭飞车撞飞碾压,医院垫钱抢救》,在欠费近10万元的情况下,医院仍然坚持施救,让患儿康复出院。一个个充满温情的故事背后,传递了满满的优质服务正能量。

（编辑:夏　萍　杨沛莲|审校:翟理祥）

 专家评析:（王一方　北京大学医学人文研究院教授）

　　东莞市第三人民医院是一个敢于"弯道超车"的业界新锐,其强大的动力来自于人文软实力与巧实力的锻造,在许多管理者看来,人文胜任力不过是"毛毛雨""空雨衣",解决不了患者的服务饥渴、医护的服务自觉,但东莞市第三人民医院的经验表明,我们医院服务的短板恰恰是硬件太硬,软件太软,不缺学历缺阅历,不缺技术缺共情,不缺干劲缺韧劲,不缺知识缺文化,不缺想法缺办法,不缺能力缺魅力,不缺情感缺情怀,不缺活力缺定力,只有通过医学人文持续发力,才能激发医疗服务升级上台阶。

关怀 善良——员工服务意识的培养

梁芳 秦皇岛市妇幼保健院客服中心主任
吴波 秦皇岛市妇幼保健院客服中心科员

一、背景

秦皇岛市妇幼保健院始建于 1953 年,是秦皇岛市唯一一所三级甲等妇幼保健院,担负着全市妇女儿童的医疗保健、计划生育及基层妇幼保健业务的指导监督检查任务。医院开放床位 600 张,拥有固定资产 5 亿元,现有职工 1175 人。医院年门诊量 95.3 万人次,年出院患者 2.9 万人次,年分娩婴儿 10 089 人。如何才能让一流的医疗设备、高超的诊疗技术和专业的医护人员发挥最大效能,为患者提供最佳服务,这是医院领导班子思考的重大课题。经过向全院员工征集"金点子"和向社会广泛征求意见建议,医院以问题为导向、以需求为突破、以效果为目标,明确了"服务、服务还是服务"的努力方向,以"三大活动"为抓手,着力培育"关怀善良"的服务文化,提升员工服务意识。

二、做法

(一)关怀善良文化的培育

1. 文化教育

医学的本源在于对人的关怀,求真、崇善、尚美、达圣是医学人文价值的本质,医务人员应该是慈悲善良的天使。

(1)医院文化理念深入人心:我们注重对员工进行关怀善良文化的教育熏陶。新员工从入职培训开始学习《员工守则》,教会员工"说好话做好事存好心、给人希望、给人方便"。每位员工时刻谨记院训:做人仁爱厚德,做事求精创新。每周、每月将患者的表扬或批评均纳入服务质控考核。

（2）**特色"微培训"深受欢迎**：我们针对临床科室发生的服务投诉案例或意见建议，设计不同的培训形式和内容，通过分析和寻找根本原因、对策，让员工掌握正确解决问题的方法。以前是客服到被投诉科室进行培训，现在变为科室主动找客服开展培训，迫切希望提升服务水平，减少患者和家属的抱怨，让员工在学习中成长。近3年共开展培训25场，参与培训员工2328人次。

（3）**情景模拟强化服务意识**：医院举办丰富多彩的服务意识提升活动，如开展"服务不良事件回头看""服务不良事件改进情景剧竞赛"，由被投诉科室的员工扮演投诉者，通过情境再现，揭示存在问题和展示改进效果。此外，进行模拟服务训练，考验科室人员临场服务状态，考查日常服务培训效果，如开展"向世界最好的医院学管理服务创新竞赛""换位共情有效沟通""服务名牌竞赛"，在广大员工中引起良好的反响，起到了以点带面、举一反三的作用。

（4）**礼仪培训展示良好风貌**：礼仪培训内容不断延展，形式不断丰富，邀请国内知名服务礼仪专家和院内专家授课，内容包括《圆满服务·从心开始》《感动服务·服务绩效调查》《医院服务管理核心制度和礼仪规范》《如何体现"以患者为核心的"礼仪服务》《礼仪服务——展内涵促和谐》《和谐大环境职业人礼仪规范》《拨打电话礼仪要点》《沟通技巧》《沟通和情商》等等，从语言规范到行为举止规范，从有效沟通到高效沟通，通过系统培训，教会员工从思想到行为需要遵守的规则、方法和技巧；同时制订检查表，每月对个人、科室行为举止检查情况得分的优劣排序，落实奖惩措施，用管理工具指导落实精细化服务内涵。

2. 文化浸润

（1）**注重环境营造**：在全院唱响"三良三始二珍一树十二字"的永续辉煌妇幼歌，其中三良即"人人有良好精神状态、人人有良好工作作风、人人有良好工作业绩"；三始即"人人从现在开始做起、人人从我自己开始做起、人人从每一言每一举每一动开始做起"；二珍即"人人珍惜岗位把潜能发挥到极致、人人珍惜缘分把品格发挥到极致"；一树即"人人树立'我荣院荣我耻院耻'思想"；十二字即"高站位、大格局、敢担当、秉正义"。同时，在全院电梯楼梯、科室诊室、走廊门廊随处可见温馨服务寄语和励志标语，切实将服务外化于行、内化于心。恰似无声的春雨，渗透到医护人员心中，促使大家自觉践行医院文化理念。

（2）**注重好书共读**：医院每年精选一系列提升服务意识和技巧的书籍，

组织员工学习。我们在全院上下推行"好读书、读好书、读书进行时"活动，激发全院干部职工服务意识的内在动力；2014年开始在医护人员休息区设立书柜书架20余个，发放服务类书籍如《向世界最好的医院学管理》《只有医生知道》《子宫情事》《梅奥医生成长手册》等5010册，举办读书创新比赛4次，好书共读已蔚然成风，有效推动了服务工作的改进。

（3）注重创新推广： 从关怀患者的角度出发，我们不断创新服务项目，先后推行"暖阳客服"，注重患者感受，改善患者体验，解决患者问题，精细化服务到每个角落；优化各项工作流程，实行"一站式"精准服务，让医生专心看病，病人轻松就诊，护士悉心指导；"你受益我快乐"将第一个窗口的早班开放时间提前至7：50，高峰时段增开服务窗口，开展清晨"小课堂"，加强相似药品混淆药品的管理力度，设立药事咨询窗口，与患者建立微信互动平台，更好地提供药事咨询服务，给苯丙酮尿症患儿送温暖、爱心小药牌儿、环保"小神器"等。

（4）注重特色服务： 根据心理学的"头七秒钟理论"，我们创建最初关怀"七秒钟"服务模式，在与患者接触的第一时间内，做到"眼中有关爱、耳中有倾听、嘴角有微笑、身体有前倾、手上有抚慰"，让每位走进诊室、病区的患者在最短时间内感受到医护人员的友善和关心，将无形的服务变得有形和温暖。

（5）注重员工满意： 在门诊大厅设立院长接待处，推行"院长接待日"制度，由院领导轮流值班，带头坚持服务引领，真正落实"以患者为核心"的宗旨。重视员工身边"感动人、感动事"的挖掘和宣传，充分运用新媒体手段，弘扬好人好事的感召力和影响力。实施同工同酬、员工用餐补助、专家荣誉停车位、星级员工荣誉游等政策；开展金点子行动，广泛征求员工对医院工作的建议及诉求。开设员工论坛，让员工积极参与分享感受和学习交流。这些举措有效增强了员工的归属感和荣誉感，提升了员工对医院的满意度和忠诚度。

（二）优质服务落地生根

我们在为患者提供优质、便捷、温馨的医疗服务过程中，创新了一系列温情的暖心举措，从而打造了医院的服务品牌。在帮助特殊服务对象如聋哑人手术时，科室会设计特别的提示牌。如麻醉师和护士用"心形粉色提示牌"与其沟通交流，真情鼓励，视病人如亲人。在接诊外籍患者时，对不懂汉语的孕产妇，医护人员用图文并茂的方式解除其疑惑，体现深情关爱无国界。如国际休疗区曾接诊一位德国籍产妇，不会说汉语，只会简单的英文，护士们给她精心绘制了操作图和护理流程图，让她直观了解。出院后为宝宝制作了神秘礼物——宝宝成长相册和手工的心形皮具,让异国的她备感亲人般的温暖,终于难掩激动的泪水,与我们亲人般地拥抱。

主动为患者服务已经成为了医护人员的习惯行为,在医患之间演绎了一幕幕感人故事。如,一名弃婴在我院新生儿重症监护治疗病房(NICU)成长至8个月,全体医护成为弃婴的爱心妈妈,哺乳期护士主动为弃婴喂母乳;最后送至福利院,大家为其购买玩具、衣物、奶粉等,还经常去探望。再如,迎宾送货车帮助患者顺利出院返家;行政后勤人员以"雪停为集合通知"及时清理积雪,扫除就诊障碍;下雨天文明引导员在一楼入口为就医患者提供一把伞;主任专家做完检查后亲自扶起大肚子孕妇,让患者感动落泪;为了不惊动熟睡的患儿,医生主动和家属将候诊椅抬进了B超室;医技党支部发动员工捐助白血病患儿、门诊医护人员自发成立爱心帮扶小组、行政人员成立"点对点"失独困难家庭救助小组为困难群众送温暖。

三、成效

近年来,全院员工在以院长韩忠厚为班长的领导班子引领下,秉承"仁爱、厚德、求精、创新"的理念,在注重现代化医疗设备、高素质医疗队伍和特色化诊疗技术的同时,以"关怀善良文化"教育为抓手,以"全员化、标准化、品牌化"的教育形式,培育"以人为本、大爱无声"的员工服务意识,真正实现了"领导作风让干部满意、干部作风让群众满意、全员作风让社会满意"的"三满意",赢得了港城百姓的信赖和赞誉。

2014年起,医院每季度以短信等方式邀请患者评选"妇幼美誉之花",至今已有132人获此殊荣。该活动引领了服务新风尚,成为医院"良善为本,患者核心"服务理念的正向传达,激励着医院的每一位员工。2014年至今,医院举办14次金点子活动,参与员工11 232人次,收集建议12 658条,落实改进8236条,人人参与服务的意识和能力明显增强。2012—2016年,医院每年举办一次优质服务竞赛,累计参赛队伍126个,由科主任亲自带队,分享服务创新项目65个,创建优质服务名牌24个,在本地区广泛推广。通过竞赛促进服务质量和患者满意度的提升,受到前来参观的100多家同行的称赞。

医院先后获得全国模范职工之家、全国先进女职工组织、全国三八红旗集体、全国巾帼文明示范岗、妇幼健康服务先进集体、全国首批人工流产术后关爱(PAC)项目优质服务示范医院、全国首批"母婴友好医院"等80余项国家和省市级荣誉称号;2017年11月荣膺"全国文明单位"称号。

　　我们为世界营造关爱，为他人传递善良，形成了医院的服务文化，根植于每位员工的心中。我们也深知，医院的优质服务只有开始没有结束，面对当今医疗服务的多元化需求，医院将面临更大的压力和更多的责任，我们只有紧紧抓住影响和制约医院服务水平和质量的关键问题，一点一滴改进，不断完善医院服务质量管理体系和评价标准，将服务质量和效能融入医院发展的方方面面，才能为不断提升医院的服务品质和管理水平做出新的贡献。

（编辑：杨沛莲　夏　萍 | 审校：翟理祥）

专家评析：（王一方　北京大学医学人文研究院教授）

　　秦皇岛妇幼保健院的成功经验在于内外兼修，环境优化，培训创新，考核精准，激发职工内在的良善，形成内心牵挂患者，关心、关切、关怀三位一体的服务人格，暖语入心，善举感人，形成一整套德艺双馨的服务文化惯性。

病人为先，卓越创新，打造医患互动新信心

张通　香港大学深圳医院病人关系科理赔诉讼鉴定主办
郑芬妮　香港大学深圳医院病人关系科事务主办
赖光强　原香港大学深圳医院病人关系科经理

一、背景

医患关系是社会广泛关注的话题。香港大学深圳医院开业之初即成立病人关系科，专门负责医患沟通和病人投诉管理，目前已运作5年。病人关系科在医疗服务副院长的直接领导之下，接待、跟进、答复、处理所有的病人或家属反馈的包括感谢、意见和投诉在内的来电、来访、来函和政府转办病人意见事项已达 10 089 人 / 件次。医院建立全新的病人投诉管理模式，旨在帮助临床部门和前线员工了解病人投诉，理解和熟悉医院病人投诉管理的架构，把握持续质量改进的机会，特别是传播和落实医患关系改善从投诉管理开始的理念，逐步形成医患互信的良好医患关系，树立和造就了病人为先、卓越创新的港式医疗品质体验的医患互动新信心。

二、做法

（一）颁布十大家规　推出病人约章

2015 年 9 月 1 日，围绕"同理心"的理念，医院发布《优质医疗实践：医生的职责》，详细阐述做一名"称职好医生"的所有要求，旗帜鲜明地提炼出港大深圳医院"十大家规"（图 2-3-1），让善待病人的行为更加有章可循，让医德医风日益彰显。病人关系科与医院临床专家一道呼吁医生的专业精神，永远将治疗照顾病人作为医生的首要职责。

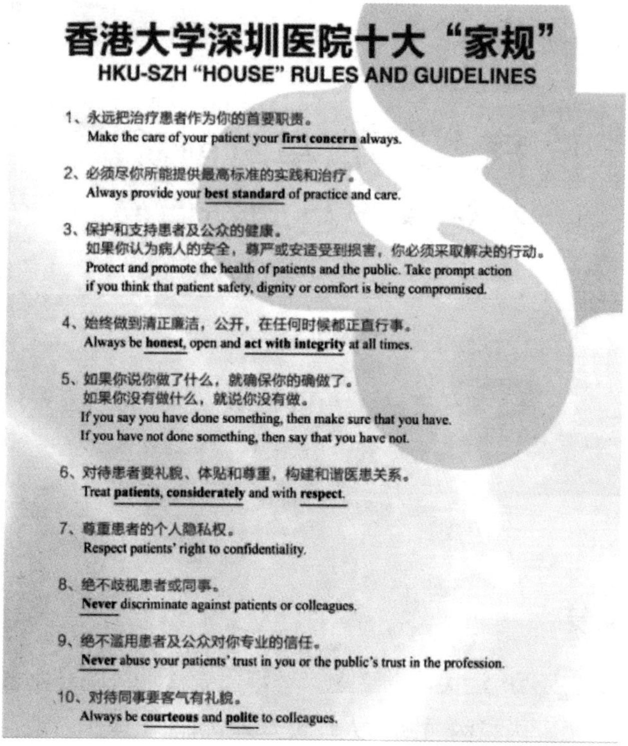

图 2-3-1 香港大学深圳医院十大家规

遵循病人权利与义务的国际标准,在广东、浙江、香港和台湾等四地版本基础上广泛征求意见,编撰了全国首个《病人约章》。通过多种形式的推广和传播,将《病人约章》作为医患沟通的最高准则,倡导文明的就医文化。病人关系科尊重病人投诉权利,以第三方的角度和立场,客观、公正和及时处理病人投诉和意见,以同理心逐步构建医院、医生与病人的信任关系。

(二)建立投诉有门的病人关系管理新模式

医院设立病人关系科,目前有包括临床医学、护理学、心理学、法医学、保险学、管理学、社工等不同专业背景的人员共10人。我们在门诊医技楼最显眼、最方便的位置设有病人接待厅,面积达150m²,统一受理所有包括病人感谢、意见和投诉在内的来电、来访、来函以及政府转办的信访和病人反馈。我们还在医院公共区域设置80个意见箱,鼓励病人参与医院管理并收集病人意见;设置电话投诉专线,视病人意见或投诉为机会,确保病人方便快捷地提供意见和反馈,很好地阐释了投诉有门的安排。

医院利用投诉管理系统软件管理投诉档案,建立一个完整、透明和有效的投诉处理、分类、评估及改进机制的系统，用流程化、电子化、循证化去减少医患纠纷；建立了严谨的投诉审查机制，医院每周召开由医疗服务副院长或授权助理院长主持的投诉审查例会，审核每一宗投诉或意见，旨在建立"良好沟通，耐心聆听，严格管理，投诉有门"的投诉管理流程和审查机制，视投诉为医院质量持续改善的机会，切实改善病人体验，提高病人满意度（图 2-3-2）。

病人投诉处理流程

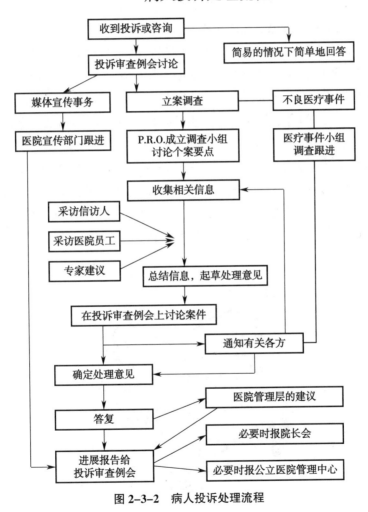

图 2-3-2　病人投诉处理流程

5年来，病人关系科团队共开展 CQI（持续质量改善服务）项目25项，如候诊椅加坐垫让病人更舒服，理顺盖章流程避免病人来回折返，改善优化科室转诊流程，提高产科初诊预约方式的满意度，优化病理切片会诊流程，减少不能在预约时间段内就诊的投诉等等,切实贯彻"以病人为中心"原则,提高医院的服务水平和质量。

(三)落实暴力零容忍政策

我们以"暴力零容忍"的态度应对偶有发生的病人或家属在医院的暴力事件,如涉及暴力伤医事件,医院一律报警,由警方依法调查处理。对于暴力伤医,医院不接受任何形式的调解。医院以对暴力零容忍的态度,增强了医务人员的安全感和信心,也得到国内很多同行的赞赏(图2-3-3)。

(四)购买医责险保障医患权益

医院成立之初(2012年)即购买医疗责任险,与承保公司PICC(中国人民财产保险股份有限公司)建立良好的合作关系,对合理的索偿进行及时的理赔,对于非正当的要求或索赔,引导病人走司法途径或鉴定程序,充分维护医院和病人双方的合法权益。医疗责任险的购买为病人和医院重新塑造了医疗纠纷处理的模式,有第三方保险公司的介入和调解,缓冲了医患的直接对抗,缓和了医患关系的紧张,对医患关系的改善起到关键的作用。在过去5年中,病人关系科与理赔团队共处理83宗医患纠纷所引发的理赔或诉讼仲裁,没有发生一例群体性事件,应用高超的沟通技巧和保险谈判能力,以病人为中心解决医患矛盾,坚持依法办事原则处理医患纠纷,受到领导和群众的好评。

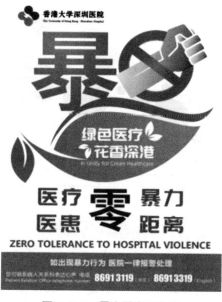

图2-3-3 暴力零容忍海报

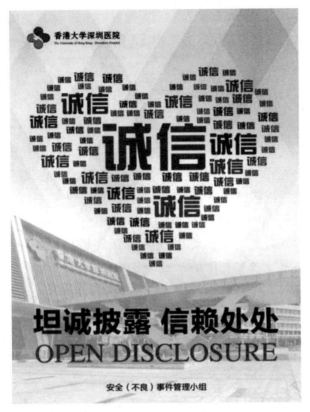

图2-3-4　公开披露海报

（五）营造良好人文"信"环境

医院奉行"公开披露"的安全文化（图2-3-4），尊重患者的知情权，医务人员如有过失或差错，会及时主动向患方披露原因、危害以及应对措施，争取患方理解和信任，降低误解、冲突的可能性。目前已向9例病人进行公开披露。病人关系科团队努力学习先进地区经验，对不良事件的公开披露政策作出了卓有成效的探索。从2012年开始，病人关系科团队为全院员工开展了医患沟通、医疗纠纷处理技巧、投诉数据分享、公开披露文化等主题培训，共计7000人次参加，受到了同事们的好评，也达到了很好的培训效果。病人关系科团队申报并举办了2014—2017年连续4年的国家级继续教育项目——"医院质量持续改进视角的病人关系论坛"，通过理论与案例分享相结合，共同探讨医患关系改善和管理的策略，吸引了省内外同行累计1900人次参加会议。

病人对医院信任的环境，也离不开社会和上级领导的认可与支持。国务院和省市领导，以及世界卫生组织的领导和专家专门考察医院，对医院医患关系管理提供了很多指导和帮助，也特别对我院推出的《病人约章》和《优质医疗实践》"十大家规"，以及不良事件公开披露和持续质量改善的文化等，给予了高度评价。良好的人文"信"环境，充分展现了医院"卓越创新信任关爱"的价值观，也是医院建立绿色医疗体系的重要一环。

（六）搭建三助平台"心"关爱

医院设立病人紧急援助基金，将无法退回的病人礼物在院内公开拍卖，所得资金存入基金，用于帮助有需要的病人。同时吸纳国内外公益捐赠及社会捐赠。来自香港的爱心企业家和基金会慷慨捐赠直线加速器、磁共振（MRI）和其他医疗设备，以帮助医院加快发展，提升医疗服务水平，帮助更多有需要的病人。同时医院申请市卫生和计划生育委员会（现卫生健康委员会）的应急救助基金，于2013—2016年成功申请救助基金170多万，受助病人88例。

我们建立"蓝天使"义工服务平台，为医院的运作、探访、义诊、大型活动秩序等提供了协助工作。义工与社工相结合，社工带动义工，利用社会资源帮助有需要的市民和病人朋友，逐步形成了病人资源中心的帮助平台。

医院开展病友座谈会、联谊会、融合营、户外活动。连续开展四届唇腭裂公益活动，全国上千名患儿报名，已有约150名患儿成功接受手术治疗，重绽笑颜。开展成骨不全罕见病儿童救治，近200个患儿在医院接受手术。利用病友会等互助形式，逐步形成"三助平台、用心关爱"的新方法，扩大了社会影响，提升了医患互动的质素。

三、成效

过去5年，医院在3个层面有效管控病人关系，制定"十大家规"和《病人约章》，使得医生和病人都有规可循，有章可依；"投诉有门"的安排和"暴力零容忍"政策，营造互相尊重和彼此信任的氛围；而为医护人员购买医疗责任险和医疗不良事件的"公开披露"文化，则是具体地从技术管理层面为病人关系的融洽保驾护航。病人关系科以"良好沟通、耐心聆听、严格管理和投诉有门"的做法，病人为先，卓越创新，造就了港式医疗品质体验的社会和病人"新信心"。在深圳全市的医院公众满意度调查中，2015—2017年，我院一直高居市属三级综合医院中第一名。

病人的感谢是对优质医疗服务的最佳回报。截止到2017年11月2日，病人关系科收到反馈共计10 089宗，病人感谢率[①]在反馈中占比从2013年的

---

① 病人感谢率 = 病人感谢数量 / 病人反馈数量 ×100%

14.43%到2017年的28.91%逐年升高(图2-3-5),充分反映出广大市民对医院的包容和信任以及爱护;对于医院诸多便民改革措施和利民的医疗安排,病人以极大的信心顺应这些改革。

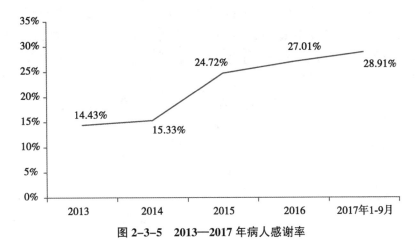

图 2-3-5　2013—2017 年病人感谢率

医院总门诊量从2012年的41 256人次增加到2017年的1 679 024人次,日均门诊量从300人次到6000人次飞速攀升。尽管门诊量大幅提高,投诉反而大幅减少,投诉率由2013年的0.24%降至2017年的0.06%,这些投诉当中仅有2.4%需要以理赔或诉讼仲裁加以解决,医患纠纷案件也从2014年的22宗减少到2017年的16宗,反映了病人对医院改革环境的新信心,展示了科室在医患互动"信任"方面的质量和成效(图2-3-6)。

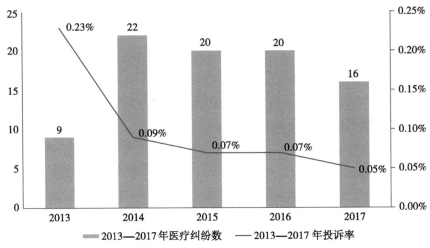

图 2-3-6　2013—2017 年医疗纠纷发生数与病人投诉率

新模式引领新时代，新信心开启新征程。我院病人关系科成为医院医生和病人市民之间最好的桥梁与纽带，更是医院优质服务持续改善的传感器和避雷针，也因此获得诸多殊荣：2015年4月，我院参加深圳市卫生计生法治工作会议，病人关系科作为唯一公立医院代表，介绍医院法治宣传教育和普法工作方面的经验。2015年12月，国家卫生和计划生育委员会医政医管局和健康界传媒发起的改善医疗服务行动全国医院擂台赛中，我院病人关系科案例入选"构建和谐医患关系"主题的十大价值案例，并与预约中心案例一起为医院荣获全国医院优秀管理奖打下厚实基础。2016年，我院病人关系科的模式和方法获得央视关注和报道。2018年1月，国家卫生和计划生育委员会对2015—2017年开展的进一步改善医疗服务行动进行总结表彰，我院病人关系科荣获"全国优质服务示范科室"称号。

（编辑：夏　萍 | 审校：翟理祥）

 专家点评：（王一方　北京大学医学人文研究院教授）

香港大学深圳医院的不同凡响之处在于医学人文信念（爱心、诚信、利他、共情、关怀）与医患互信、共荣制度建设同步，编织强大的制度之网来防范医患冲突，将各种细微的服务瑕疵、抱怨消弭在患者权利伸张与顺畅的投诉渠道之中，同时，加大"暴力零容忍"的宣教与制度保障，为医护人员寻求职业伤害保险的保护屏障，多管齐下，疏堵结合，形成积极的正向引导，杜绝破窗效应，培育共生、共荣、共享、共担的共同体文化，促进医患关系不断和谐，良性互动。

案例四

以敬立身,打造"三敬"文化服务品牌

杨斌　桂林市中医医院院长
彭志华　桂林市中医医院护理部主任

一、背景

桂林市中医医院创建于 1958 年,是桂北地区规模最大的综合性三级甲等中医医院。1994 年通过三级甲等中医院评审,2012 年以广西地市级中医医院最高分的成绩通过了三级甲等医院复评。医院是国家中医药文化建设试点单位,广西中医药管理局第一批中医"治未病"试点单位。2014 年成为第一批国家级中医住院医师规范化培训基地,是中南大学湘雅二医院、广东省中医院协作医院,黑龙江中医药大学实习就业基地,与日本熊本机能病院、澳门镜湖医院、河南洛阳正骨医院、开封市中医院、石家庄市中医院及三亚市中医院结为友好医院。医院先后两次荣获全国卫生系统先进集体称号,荣获"广西五一劳动奖状"。

医院建立"人本医疗"集团化管理服务理念,结合实施进一步改善医疗服务行动计划,积极开展以"敬同事、敬病友、敬事业"为主题的"三敬"文化年活动,实践着"敬事礼人,尚同敏行"的核心价值理念,彰显了"大医精诚,敬事礼人"的职业精神。把"敬文化"和"人本医疗"的理念注入、渗透到医院各项管理制度和日常工作中去,让"敬"无处不在,随处可见。

二、做法

(一)敬病友·树形象

1. 改善就诊环境,优化诊疗流程

医院以"弘扬中医文化,凸显医院特色"为目标,在建筑设计方案中既考虑到现代医疗精细高效的特点,又强调以人为本、天人合一、大医精诚的中医药文化特色,以及素朴洗练、重在意境的传统中式美学理念,重新布局和打造了一个现代和传统互为融合的中医院就诊环境。例如,医院对整个院区的指示标识统一进行了重新制作,体现中医特色,同时颜色和字体醒目易懂;医院按疾病特点及性质对门诊诊室进行了重新布局和装修,大大改善了就诊环境,并营造出浓郁的中医药文化氛围;医院对所有病区也进行逐步改造,在满足住院服务使用功能和美化环境的前提下,突出了中医理念和医院价值观。

医院根据患者需求,不断推进、完善、优化门诊就医流程及入、出、转院服务流程,力求方便患者就诊。例如,医院在门诊一楼设立"一站式便民服务岗",在此基础上又改造为"门诊服务中心"。把住院病历复印审核、疾病证明书审核盖章、医保住院审核盖章、新农合住院审核盖章、门诊假条审核盖章等业务事项统一集中办理,既优化原有的工作流程,又大大方便了患者,减少了患者为了办理一个事项在医院往返多个部门的不方便。再如,医院与桂林市邮政特快专递服务(EMS)合作,为病人提供中药寄送便民服务,把以前为取药排队的烦恼过程变得像收快递一样便捷安心。为了不断满足病人的就诊需求,医院开设了"休息日门诊",全年365天不间断开设专科门诊,真正实现了"无假日医院"。

2. 加强信息化建设,推进预约服务

医院从2012年开始把建设信息化医院作为服务改进的重点之一。2015年4月1日在桂林市首家推出微信、手机APP和自助机分时段预约,并开通微信和手机APP网上支付功能。2016年开通"趣医"微信及APP预约挂号,患者可以在家直接挂号,按时间段就诊,提前安排就医计划,大大节省患者来院等候时间,提高了医院工作效率。此外,医院根据新的预约方式特点,修订门诊预约服务流程,优化门诊专家及医生分时段预约挂号的号数,对部分专家增加了院外预约的号数,更是从2018年6月1日起百分之百开放预约号源,挂号窗口不再预留号源,推动提高预约人数及预约质量,进一步方便群众就医。

医院实行门诊语音叫号,在门诊严格执行"一医一患一室"。医院不断开发和完善信息系统,在门诊大厅设置了自助挂号机、自助缴费机、检验报告自助打印机等设备,并投入使用检验科LIS及影像PASIC,患者通过微信、手机APP、就诊卡都可以查询到自己的检验结果,给患者带来便捷的同时,保护了患者隐私,改善了患者的就医感受。

3. 建设平安医院,构建和谐医患关系

医院始终把病人的利益放在第一位,创建"平安医院",积极构建和谐医患关系。医院设立了医疗纠纷协调办公室,不断完善医疗纠纷院内协调机制,同时引入法律专业人才，设置专职人员负责处理医疗纠纷，并且非常重视处理医患纠纷的法律规范性，是桂林市第一个行使司法确认的医院。

医院在深化"平安医院"建设过程中，同时畅通投诉渠道，开展医疗服务社会监督评价活动，注重投诉处理与医患沟通，力争医疗纠纷发现早、处理快、影响小，最大限度将医疗纠纷解决在萌芽状态。同时，加强院内治安防范措施，健全警医联动、安防联动机制，有效地维持医院秩序，保障医院安全。

（二）敬同事·强内力

1. 重视文化建设和人文关怀

为了更好地推进医院"敬文化"活动的开展，营造"敬事业、敬同事、敬病友"的活动氛围，2016 年 8 月，医院举行了"倡导三敬文化，展示科室风采"比赛，使"敬文化"融入在医疗服务工作中得到了很好的诠释。并通过开展各种评先评优活动，如"三八"节开展的五好文明家庭、学习型家庭、巾帼建功先进集体和个人评选，每年医院"十佳员工"评选等，树立典范，激励员工的工作热情。

医院定期为职工免费体检；每年举办丰富多彩的文体活动，如文艺演出、气排球、拔河比赛等等，打造团队精神。组织学习《弟子规》，举办传统文化讲座、中医养生讲座、演讲比赛以及科室 PPT 风采展示等活动，以提升职工的职业素养和道德水准。

2. 尊重员工的发展诉求

尽管送骨干到国外进修花费较大，但医院依然不惜成本，出台政策鼓励医护人员走出国门增长见识和开拓眼界。现在，医院每年都安排人员赴德国、日本等国外研修，紧跟国际学术前沿，提升临床科研水平；还与德国奥登堡大学医院乳腺医疗中心协作，定期开展学术交流活动。

除了送出国门，医院还积极组织员工成批到国内其他医院学习，例如到广东省中医院学习管理和技术，到中南大学湘雅二医院学习西医等等。为了让走出去的人安心进修，医院为他们在学习单位附近租房，解决其后顾之忧。

3. 提升员工的文化自信

中医院员工缺乏自信和职业自豪感是一个普遍现象。早期部分科室遇到一些疑难危重病例会偷偷把病人转到其他医院。医院看到这样的现象痛定思痛——怎样树立自信心，让他们从心底认同自己所从事的中医呢？除了在对外交流中提高员工的能力，医院更是从加强自身的软硬环境上潜移默化、润物无声地提升员工的文化自信精气神。

一个人要悦纳自己，就得大大方方展现自己真实的一面，医院文化建设也是如此。医院不仅在环境塑造上努力凸显中医文化特色，还鼓励本院医生积极参加学术活动并在活动上发言，展示自己的才华。在院内，努力给员工搭建展示平台，表现优秀的科室给他们配置最好的设备，给最优质的资源，甚至给出单独楼宇，支持做大做强，支持创建国家级、省级重点专科。让他们更有成就感，也能为别的科室起到榜样作用。让全院职工对中医、中医院充满自信心和自豪感。

（三）敬事业·塑品牌

1. 发挥中医特色，提升服务能力

为了提升医疗技术及服务能力，医院注重专科专病建设，目前拥有国家临床重点专科1个，国家中医药管理局重点专科3个，省级重点专科4个，市级重点专科8个。其中国家临床重点专科乳腺科充分发挥中医特色，开展了20余项中医诊疗项目，被国外著名乳腺癌中心网站正式收录，并启动欧洲乳腺癌专家学会（EUSOMA）标准乳腺中心认证，率先成立了"中欧乳腺专科护士培训学校"，紧密了欧洲医疗与中医的合作和交流。

中医药学基于治"人"这一生命体的思维方式、特色理论、临床经验，决定了中医药学传承的必要性和重要性；唯有传承，才能保有中医药学的特色优势。我院拥有全国名老中医1名，广西名中医5名，广西名老中医1名，桂林名中医14名。为了很好地传承中医，我院举行"百名中医大型拜师仪式"，100名来自市、县、乡镇经过层层选拔的德才兼备的中医师、中西医结合医师，依据其专业和学术流派点对点向医院聘请的34名国家级、省级和市级中医专家拜师学艺，传承中医薪火。拜师之后，100名"弟子"将以"中医优秀人才培训项目""基层中医师承项目"等为支撑，或贴身跟师学习，或邀请讲学，或利用网络和电话等对疑难杂症进行请教探讨，更好地传承中医医术和文化。医院成立了国医堂，聚集医院名医名家，给患者提供了专家级就诊服务。

2016年6月28日，有着"中国中医文化第一街"之称的桂林市崇华中医街开街。它以中医药文化、养生、休闲、旅游为主题，设置有国医馆、新中医馆、民族医馆（壮族、瑶族、侗族等）、养生酒店等。崇华中医街分为4个街区——医馆区、中医药特色养生区、中医药商业区和中医传统文化传承区。医馆区邀请王琦、石学敏等国医大师和汤一新、林毅等名医以及壮瑶医、侗医等20多位广西区内外名医入驻，通过坐堂接诊，推广各民族养生、保健、强体方法等方式，为大众提供优质的健康服务。崇华中医街的建设，旨在"弘扬中医药文化，传承民族医特色"，并将其打造成为中国中医文化面向世界的新窗口，让中医走

向世界,让世界热爱中医。

中医历来重视疾病预防,有"未病先防"的先进理念,特别是在"亚健康"防治方面优势更加独特,而医院开展的"三伏贴"和"三九贴"正是这一理论的具体应用,受到广大市民的追崇。医院充分发挥中医药在治疗慢性病方面的优势,开发研制养生产品20余种,制作个性化中医膏方,不仅有防病的作用而且对慢性病的治疗有独到优势,把苦口的药物变成口感香滑的膏方养生品,使原本痛苦的治疗过程变成一种时尚休闲。

2. 开展社会公益,扩展医疗服务

近年来,医院坚守公立医院属性,主动履行公立医院的社会责任,大力发扬惠民精神,不断改革创新,最终使医院成为桂林市百姓最信赖的医院之一。医院积极开展各类医疗服务下基层、义诊、健康讲座等系列活动,成立病友俱乐部,如乳腺科成立了"粉红丝带俱乐部",与桂林市妇联联合,连续5年开展"三八"妇女节乳腺普查体检大型公益活动,共免费体检2万余人次,每逢春节前后,与患者共同编排举办文艺演出、健康讲座等互动活动,建立健康档案,个案管理,实现了对患者从入院到出院的全程管理;内分泌科成立了"糖尿病之友""糖尿病健康教育学校";肾病科成立"肾友之家",定期开展健康讲座、健康服务下社区、举办联谊会等活动,为医患沟通搭建了很好的平台。

医院还承担着桂林市120出诊任务,每年出诊量均居桂林市各大医院前列。并与桂林十二县级中医院构建医联体,建立专科联盟,定期派驻人员义诊、查房、指导手术等,进一步提升基层医疗机构专科服务能力及医疗技术水平,切实为群众提供优质、便利、高效、安全的医疗服务。

三、成效

医院通过倡导"敬病友"的理念,在全院形成了尊重并理解患者,医患之间相互尊重、相互平等、相互信任的良好关系,并始终围绕患者需求持续改进服务。通过"敬同事"活动的开展,在全院同事之间形成相互尊敬、相互团结、相互敬重、相互配合、相互协调、相互帮助的良好局面,处处体现积极向上、互敬互爱的新风尚。通过"敬事业"活动的开展,促使全院干部职工不断进取,开拓创新,积极挖掘中医精髓,认真落实进一步改善医疗服务行动计划,让广大群众享受到更加优质的医疗服务。

近年来医疗纠纷发生数呈趋降态势,2017年医疗纠纷数为15件,比2016年下降了21%,医疗秩序总体平稳。医院满意度2017年为98.1%,比2016年上升了2.4个百分点。

医院文化是医院发展的重要基石,通过开展"敬文化"的主题活动,桂林市中医医院在全院形成"风正、人和、气顺"的良好氛围,培育"阳光、上进、友善"的精神风貌,树立"和谐、文明、高效"的新形象,成功打造"三敬"文化服务品牌。

(编辑:夏 萍 | 审校:翟理祥)

 专家评析:(陈星伟　广东省卫生经济学会会长)

整整60周岁的桂林市中医医院有着自己独特的治院方略。该院开展的"敬病友、敬同事、敬事业"的"三敬"活动,踏实而细心地践行着"敬事礼人,尚同敏行"的核心价值理念,彰显了"大医精诚,敬事礼人"的中医精髓。

"敬病友",待病人为亲朋。中医提倡的是"医为仁术",强调一个"仁"字。"医为仁术"便是对一个合格医者的道德标准定义;它是中国古代医学家对医学的定性,是对医学灵魂的高度概括。对于医者而言,所要求的就是对病患者要怀抱一颗仁心,设身处地为患者着想,与患者的交流在充满爱的氛围中进行。中医药服务只有充分体现中医药特有的价值观念、行为规范和环境形象,才能使人民群众从诊疗环境、就诊方式、医患关系等方面切实感受到独特而良好的服务。

"敬同事",将同事当兄弟;团结协作,齐心合力,携手并进;锻造超强的团队凝聚力和过硬的工作作风;把软实力变成了硬实力。

"敬事业"把传承和弘扬中医药文化作为己任。中医药学本着敬畏生命、基于治病救"人"这一辩证思维方式、特色理论、临床经验,决定了中医药学传承的必要性和重要性;唯有传承,才能保有中医药学的特色优势。

把"敬文化"和"人本医疗"的理念悄然注入、渗透到医院各项管理制度和日常工作中去,让中华文明和中医礼赞触手可及、随时可感。他们潜心培育"风正、人和、气顺"的良好氛围,提倡"阳光、上进、友善"的精神风貌,树立"和谐、文明、高效"的新形象,努力打造出了自己医院特有的文化服务品牌。他们的"三敬",其实质可以称之为"爱家、爱国、爱人民"。

奏响人文关怀"四乐章"
打造有温度的医院

郑志德　佛山市南海经济开发区人民医院院长
冯威　佛山市南海经济开发区人民医院副院长
范永泰　佛山市南海经济开发区人民医院服务管理科副主任
梁筠仪　佛山市南海经济开发区人民医院党政办科员

一、背景

南海经济开发区人民医院（简称南开人医），是一所集医疗、教学、科研、预防、康复于一体的现代化二级甲等综合性公立医院，为狮山镇及南海经济开发区约80万人提供医疗服务。医院集团实行集团化管理，下设中心院、官窑院区、小塘院区3个院区和35个社区卫生服务站、12个社区医疗门诊，总建筑面积7万 m²，开放床位650张，现有员工1359人。

人文关怀，是医护人员将所学知识内化后，自觉给予患者的感情付出，以及对患者同情的理解和对人的生命的尊重和关爱。医院坚信，人文是求善求美之心，更是推动医院建设发展的原动力，为此我们在日常的医疗工作中努力奏响人文关怀"四乐章"，即通过理念先行、细节保障、榜样力量和关爱送达，让医院的人文关怀落地、生根、发芽，努力用仁心良术抚慰人间的伤痛，用大医情怀播撒生命的希望，从而打造出一所有温度的医院，并带来显著的效益。

二、做法

（一）铿锵前奏——传理念

思想的深度决定行动的高度。

对于医院来说，人文关怀最为首要的任务无疑是培养医务人员的服务意识和人文素质,提高服务的品质。由于长期以来"技术至上"的医护管理模式以及"人文关怀"理念的缺失,因此,针对全体医务工作者加强人文教育就显得至关重要。为此,从2015年起,医院引入新加坡内训师培训模式,开展优质服务系列培训课程,尤其注重培养员工对于病患的日常医疗服务之外的"职业之爱",将对患者人格的尊重在日常的关心交流中体现出来,让人文理念深入人心。

医院是广东省内首家引进新加坡内训师模式进行培训的二级甲等医院。医院选拔了医药护技、行政后勤共100人组成内训师团队,并从中精挑45人组成精英团队,通过集中授课、情景模拟、角色互换等教学方式对内训师进行专题培训。内训师接受过系统培训,再给员工授课,同时协助医院进行服务标准和流程的制订、实施及成效督导,从而带动全院1300多人的服务提升。

两年来,全院内训师共举办了232节培训课和1050场服务分享会,让优质服务的理念深入到每位员工的心里(图2-5-1,图2-5-2)。同时,重点打造服务窗口、护理团队,样板科室三大块,设立了8个样板科室,制订服务标准、流程,以点带面扎实推进。

内训师培训模式取得了扎实有效的成果。百名内训师都对自己坚守的岗位有了更深刻的认识,更加爱岗敬业,更加注重把人文关怀贯穿在整个医疗服务环节中,并感染和影响周围许许多多的人,让全院人文关怀理念得到切实的践行。医院涌现出一批星级内训师和优质服务工作者,他们默默坚守信仰,散发着热量,提升着科室和医院在患者心中的"服务温度"。

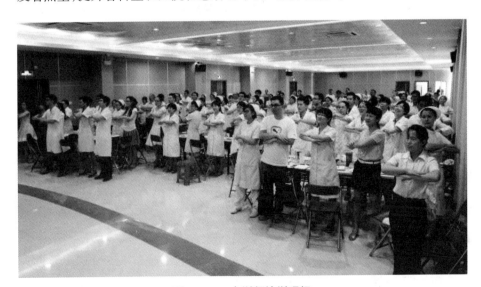

图2-5-1 内训师培训现场

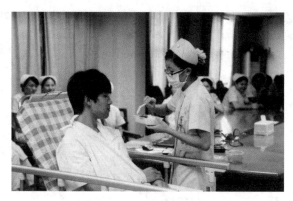

图 2-5-2　内训师角色体验

（二）悠扬抒情——重细节

有人说,世界上最远的距离不是生与死,而是病人站在医生面前,医生只看见了病,没有看见人。因此,医院优质服务必须与人文关怀并肩相携,注重细节,渗透在每一个医疗行为的肌理和脉搏中。

2016年3月,医院成立服务管理科,专门负责全院的服务培训、满意度测评和服务管理等工作。医院制订了《优质服务标准手册》(图2-5-3,图2-5-4),内容涵盖仪容仪表规范、服务规范用语、服务标准、公共服务礼仪、特殊场景礼仪、常见工作场景语言行为规范、医务人员服务禁语与忌语、仪容仪表、服务语言行为等,对员工服务全过程进行规范和约束。

同时医院还制订了88条服务细节。比如,无论何时,洗手间都会为您提供纸巾,下雨天再也不用担心会被淋雨,因为保安会为您打伞。去年冬天,有

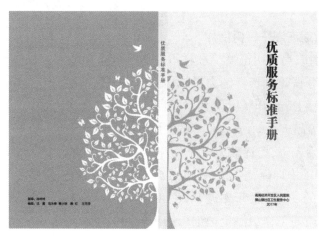

图 2-5-3　优质服务标准手册（封面）

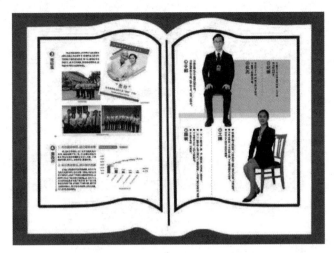

图 2-5-4　优质服务标准手册(内文)

一位陈伯在我院做手术。术前,他因为恐惧害怕,一直发抖。这一幕被细心的护士小芬发现了,她马上给陈伯送来了暖手宝,并安慰他说:"陈伯,这给您,暖一暖吧,您的手术就放心地交给我们……"

这贴心的服务让患者很感动,因为暖手宝暖的不仅仅是手,分明在暖患者的心!护士小芬是医院第一批关爱之星,也是最先提出这关爱创意点的人。因为她,类似的贴心服务在全院推广,并持续传递爱和温暖。

现在,这些贴心服务都变成了常规的服务细节,被纳入了医院《优质服务标准手册》,使服务更具体、持续、有效,实现人文管理制度化。患者想到的,我们做到了;患者没想到的,我们也做到了。通过细节,患者的就医体验变得更加美好。

(三)激荡高潮——树榜样

"以人为镜,可以明得失。"榜样不仅是一面镜子,也是一面旗帜。

医院充分认识到榜样的力量,这是人文关怀"四乐章"中激励人心的高潮。因此,我们持续开展优质服务百日行动、优质服务月活动、关爱患者月、服务品质月等品牌活动,营造良好的氛围和致力展现出全院良好的精神面貌。我们通过奖励先进,评选最美南开医人、微笑天使、服务之星、最美保安员、最美清洁员、星级内训师、感动之星、关爱之星等,树立榜样,激励先进。

2017 年的"优质服务先进个人"罗广文是一位 80 后年轻中医师,在专业、严谨、烦琐的工作中注重把细微的奉献和关爱融入医疗行动的每一个环节。他在面对因聋哑"沉默"的病人时,耐心地通过"笔聊"把脉问诊,打通了无声世界的一扇窗,关怀滋润着患者的心田。像这样涌现出的先进个人还有很多很多,仅 2017 年,医院对表现突出的 16 个集体和 54 名个人进行了表彰,全院收到锦旗 80 面,表扬信 66 封。我们通过微信、视频、海报对这些先进事迹进行全方位报道,医院里处处可见到他们的风采,从而营造出一种充满正能量的工作氛围。

(四)温馨余韵——送关爱

特鲁多医生曾经说过,有时去治愈,常常去帮助,总是去安慰。

医院特别成立了随访关爱中心,制订了《住院患者关怀探视方案》,抽调 3 名临床护理人员作为随访专员,重点做两件事情,一对住院患者关怀探视,二对所有出院患者进行随访关爱。

关怀探视:首先对普通住院患者进行关怀探视。随访中心通过了解全院 24~48 小时内新收患者总人数,按 10% 的比例选择探视病人数量,再将探视名额分配到各科室。以患者意见最多、住院病人最多及住院周转率最快的科室为主,在患者新入院 1~2 天内进行关怀探视。另外,随访专员还在特殊节假日进行关怀探视。在特殊的节假日,为住院患者送上节日祝福与慰问,例如举办元宵节、儿童节、端午节、母亲节等主题节日慰问活动。2017 年,共举办主题活动 36 场次。

随访关爱:随访关爱更加关注出院后对患者的关怀。第一,我们对所有的出院患者进行电话回访。由随访中心的回访负责人通过电话联系出院患者,为患者提供个性化的提醒,比如了解患者康复情况、指导及时复诊、生活注意事项、健康宣教等,代表医院向患者表示问候、关怀(图 2-5-5),帮助患者康复。我们做到住院病人出院 7 天内必进行回访,回访率 100%。第二,深度随访(图 2-5-6)。医院联合狮山镇社区卫生服务中心对特殊患者开展上门护理延伸服务。

有这样一个真实的故事:我们的随访关爱中心有一位随访对象是一位高位截瘫的男性患者,住高层楼梯房,体重达 180 多斤,长期留置尿管,就诊非常困难,基本无法到医院复诊。我们上门随访发现,患者躯干及下肢无法活动,双上肢只能做简单的挪动动作,仅仅只有颈部以上的部位

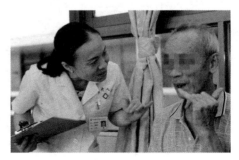

图 2-5-5 关怀探视

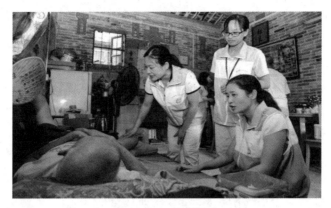

图 2-5-6　深度随访

可以活动,骶尾部存在巨大褥疮。患者情绪十分低落,无论是身体健康还是心理健康都非常糟糕,经过随访中心长期精心护理及心理辅导,后期更聘请医院的专家上门指导康复训练,防止肌肉萎缩,促进褥疮愈合,预防尿道感染。随着身体状况越来越好,患者也乐观起来了。一年多以来,我们上门随访服务高达 30 多次,真正帮他解决了实际困难,得到患者及家属的高度赞扬和居委会的肯定。

这是医院实施深度随访的一个范例。我们持之以恒地为患者提供"优质、高效、低耗、满意、放心"的优质延伸服务,让医疗服务更贴近患者、贴近临床、贴近社会,让患者真正得到实惠,同时取得让社会满意的效果。

为了更好地开展随访工作,我们制订了一系列随访标准,如语言模板、随访和探视流程、节假日慰问清单等等。从入院到出院,我们形成了全方位的随访闭环。我们的目的是真诚地去关心每一位患者的健康、心理和生活。我们还派送随访专员参加医务社工培训班、心理辅导课程等,进一步提升专员对患者心理帮助的技巧和水平。2017 年,我们全年共完成电话随访 16 474 人次,入院探视 4848 人次,全年出院病人回访率达到 86.8%,受到群众一致好评。

三、成效

2015 年度,医院在南海区医管局组织的第三方测评中,满意度由倒数第 3 名上升到第 3 名,并获得当年度的南海区"公立医院群众最满意奖"和"公立医院满意度测评进步奖"。2016 年、2017 年医院连续 2 年在南海区医管局组织的第三方满意度测评中保持在排名前 10 位。医院《内训师模式创新优质服务体系建设》案例分别荣获"2015 年度南海卫计系统管理创新奖"和"2017 年度南海区公立医院管理创新提升奖",被同行医院借鉴使用。

人文是求善求美之心,更是推动医院建设发展的原动力。我们的人文关怀"四乐章"通过理念先行,细节保障,榜样力量,关爱送达,让医学人文在佛山市南海经济开发区人民医院落地、生根、发芽,并茁壮成长。南开人医一直坚守信念,用仁心良术抚慰人间的伤痛,用大医情怀播撒生命的希望! 让我们来共同打造有情、有爱、有温度的医院!

（编辑：夏　萍　陈书人　杨伟祺丨审校：翟理祥）

 专家评析：（王光明　中国科学院大学深圳医院副院长）

　　我认为,现代医生须具备三项基本技能,分别是:能看病,会医保,懂人文。仅仅能看病,就可以在门诊坐诊的时代已经一去不复返了。随着医学技术的进步,信息技术的发展,以及医生交流的进一步增加,大医院与小医院之间的"技术鸿沟"已经越来越小。未来,很可能会出现,技术的高低与医院的大小完全没有关系的现象。医院仅仅靠着技术的"一招鲜吃遍天"的日子,未来也将一去不复返。那么,未来在同样都能看好病、医保也差不多的前提下,吸引和留住患者,就得靠提升患者的就医体验了。开展人文关怀,打造有温度的医院,推行有技术含量的对患者好,佛山市南海经济开发区人民医院找准了患者的需求。

　　提升对患者的人文关怀,本身没有过高的技术门槛,关键是全体业务人员,尤其是医生的"知信行"。佛山市南海经济开发区人民医院采取的分步走的,内部培训措施是科学且有效的。从1300多名员工中选出确定40名优秀代表,先培训他们,再让他们成为全院的内训师,进行了1000多场内部培训。解决了"知"和"信"的问题,"行"就变得顺理成章了。所以我们也看到了非常好的结果,患者公众满意度提升了,医务人员虽然有了更多的付出,但感觉更好了,员工满意度也提升了。我一直认为,医院抓满意度工作绝对不是一个"零和博弈",而是一个"正和博弈",博弈的结果不是仅仅一方获得好处,另一方仅仅是付出,而是,双方都有获得,都有好处。既然路径是对的,佛山市南海经济开发区人民医院应该继续走下去,巩固现有做法,加强执行力,把对患者的人文关怀和公众满意度,做到更好更佳。

开出"语言处方",让医患的心更近

罗丽舒　东莞市第三人民医院党委办副主任

杨伟琪　东莞市第三人民医院党委副书记

一、背景

近年来,中国医师协会统计数据显示:90%以上的医患纠纷由医患沟通不当引起,其中35%由医生说话不当所致。在医疗技术飞速发展的今天,医患之间缺少的是沟通、抚慰和关爱,因而注重和加强人文关怀,对构建和谐医患关系有着重要的促进作用。

东莞市第三人民医院是一所具有百年光荣历史的综合性三级甲等公立医院,为东莞市区域中心医院,核定床位1000张,职工1350人,其专科发展、人才储备、内涵管理水平等均在全市名列前茅。一直以来医院倡导"惠育仁和,大医至善"的服务宗旨。2016年以来,医院将"人文服务工程项目"列入党委书记项目,大力倡导树立以关怀和尊重为核心的人文医疗服务理念,并推出了"语言处方"活动,让医务人员在开出"医疗处方"的同时,开出"语言处方",将重视患者、关爱患者、尊重患者的人文工作理念充分体现到日常工作的每一个方方面面,努力构建互爱、共进、和谐的新型医患关系,使全院掀起一股学人文、说人文、做人文的热潮。

二、做法

(一)"语言处方"的目标

医学之父希波克拉底曾经说过,医生有三大法宝——语言、药物和手术刀。如果我们将这里的"语言"理解为广义的医患沟通的话,那么良性的沟通能救人,反之则会伤人。"语言处方"活动的开展,就是提示医务人员在进行医患沟通时,要本着诚信、尊重、同情、耐心的原则,要像开具处方一样,充分评估和关注患者的年龄、性别、职业、宗教信仰、受教育程度、情绪状态等,并及时掌握患者的生理诉求、心理诉求、服务诉求、精神诉求等,这决定"语言处方"说什么、什么时候说、对谁说和怎么说,以达到最佳的沟通效果,让患者得到充分的关怀和尊重。

语言处方包括"有声语言""行为语言""道具语言"等。我们希望"语言处方"工作的推进,能加强医患沟通技巧,做到主动沟通、有效沟通,增强医护人员的责任意识和服务意识,同时赢得患者充分信任和配合,促使医患沟通达到"五个了解、四个明白、三个增强、二个满意"的效果。"五个了解"即了解病情,了解治疗,了解政策,了解转归,了解费用;"四个明白"即明白医院的诊疗流程和规章制度,明白医护人员的诊疗权以配合治疗,明白谁是科主任、护士长、谁是主管医生、责任护士,明白有什么事该找谁、如何联系;"三个增强"即增强对病情的认识,增强战胜疾病的信心,增强对医护人员的信任;"二个满意"即提升患者满意度的同时,职工的满意度也得到提升。

(二)"语言处方"的实施

1. 学习,让人文服务意识深入人心

医院建立以科主任和护士长为主体的内训师队伍,邀请医疗行业人文教育专家系统地在我院展开培训,如讲授如何开具"语言处方"、医患沟通技巧及实用方法、患者体验管理、医院文化传播与品牌化建设案例分享等课程。同时医院要求内训师回到科内,要充分利用本专业及本岗位的特点,组织员工展开全员培训,从思想动员、心态调整到服务礼仪培训,为员工提供必要的服务规范指引。2017 年内训师共组织开展 5 场培训,培训人员达到 500 人次。

同时,医院还建立内训师沙龙和精益管理沙龙等平台,一方面由院部定期组织内训师开展分享活动,交流人文服务、"语言处方"的事件,分享工作成果,展开研讨,共同决策;一方面挑选在语言处方推进过程中的亮点科室分享好的做法和思路,促进共同进步。

2. 推进,让"语言处方"成为自觉行动

(1)制订科室特色的"语言处方":科内组织学习,并结合本专业、本科室实际,确定医患沟通中应关注的环节和注意的事项;并按照科室专业特点及管理特点,制订具有本科室人文服务特色的"语言处方",将临床工作中"语言处方"真正落到实处。比如导医分诊员的"语言处方"要求热情礼貌,主动了解患者当前需要并给予满意回答,告知患者就诊程序,指导患者有序就诊;门诊首诊医师的"语言处方"要求关注患者的基本社会情况及就诊诉求,开出"医疗处方"的同时要根据不同的情况与患者进行病情的沟通,如口头语言、书面语言、图片或图形语言、行为语言等,让患者"明明白白看病";收费员的"语言处方"要求主动向缴费群众说"您好",在收费过程中做到"唱收唱付",部分缴费涉及社保政策宣讲应耐心清晰向群众说明,当结算过程中遇网络联通不顺畅时,应主动向群众说明,致歉并请耐心等候,收费过程结束应向患者出具收据,如有需要应指导患者如何去下一个诊疗地点。

（2）科室服务案例分享:医院提出"患者的意见和建议是改善服务最宝贵的礼物"的服务理念,要求科室每月组织员工对造成患者困扰或投诉的案例进行集体分析讨论,对患者表扬和肯定的案例进行回望,检讨工作不足,肯定工作亮点,将理论服务于实践,促进患者满意度的提升。

（3）不间断的全员学习:医院定期选取医学大家的人文服务心得并下发到各科室组织学习,倡导员工精神阅读。医院先后选取了《医生的修炼》《最后的告别》《唤醒护理》等优秀的医学人文读物及优秀文学作品,以"惠育书友会"或科内分享的方式,让员工结合职业经历畅谈感受,起到相互燃点的目的。

（4）开展"家文化"暨"改善服务优秀案例"展示:医院注重科室人文氛围的养成,将科室营造成一个团结、友爱、互助、感恩的集体,在创建温馨病区的基础上,以科室为单位,推动各科室形成具有自身特色的一整套人文服务规范,包括科室精神、科室人文服务理念、科室优质服务举措等,并通过展板、小品、演讲等形式进行展示,进行全院分享和评比,掀起了全院改善服务的高潮。

3. 督导,检验工作效果持续改进

在活动推进过程中,各职能部门负责在工作中关注"语言处方"制度落实情况;医院的风纪督导工作组不仅关注第三方满意度调查中的患者反馈意见,及时与科室互动,并直接到床边对患者进行访视,了解患者感受,及时评估活动推进效果。

三、成效

在"语言处方"的推进过程中,我院各系统各科室充分践行"以患者为中心"的服务理念,在医患沟通的"规范动作"上,充分了解患者,把握患者的心理特点,制订了具有本科室特色的"自选动作",避免过多使用患者不易听懂的专业词汇,力求使用表达贴切的通俗语言,力求使用患者最易接受的沟通方式,增加患方感性认识,从而取得了患方对诊疗过程的理解和支持。

（一）适合孩童的"童话语言"

小孩哭闹是就医的一个大难题。小孩到手术室,更是害怕,情绪非常不稳定。手术室灵活运用手术室的器材,创造了一套"哄娃神器",如把橡胶手套吹成气球,再画上卡通娃娃;把注射器做成"水枪",跟他玩打水枪游戏;把听诊器叫"电话筒",心电监护仪叫"机器人",麻醉面罩叫"太空头盔",包裹的手术床单叫"太空服",积极营造出一次"太空探险之旅"。开出"童话处方",就医的小孩,全部变成听话的病人。

（二）适合成年人的"道具语言"

成年人对疾病的求知程度高,治愈期待值也高,而且非常依赖网络,会用网络上的治疗方法对医生提出质疑,对于这种情况,只有生动形象的"道具语言"才能让医患双方迅速建立信任。科室经过研究讨论,对就医患者因才宣教,对有一定知识文化的病人会用PPT、图文、模型等的解说模式;对于文化水平不高的人,尽量用通俗的语言来解说,比如在描述脑血管疾病时,我们会将大脑比喻成"农田",脑血管比喻成"水渠",以进行类比等等。

（三）适合老年人的"行为语言"

由于身体的自然规律,老年人会面对非常多的疾病困扰;长时间的就医,会让老年人的心理压力增加,情绪很容易激动,听不进去医务人员的意见。针对这种情况,以老年人患者居多的综合科开出了充满关爱的"行为语言"处方,如每天上午的查房增加"话疗"项目,问了医疗问题后,医护人员会主动帮老人家盖一下被子,简单按摩一下手脚,和老人家嘘寒问暖、聊聊家常事、说说八卦缓解他们的情绪。这样的查房方式会让查房时间延长很久,但是老人家通过医护人员的关爱行为,心理压力得到极大缓解,与医护人员建立了良好的沟通关系。

（四）适合慢病患者的"共性处方"

对带有共性的多发病、常见病、季节性疾病的病人,科室将他们组织起来,召开病友联谊会,集体开出"语言处方",如编写宣传手册、举办"健康大讲堂"、分享病友抗病心得等等,以及妇科的"女人花"工作坊、肾内科的"肾友会"、呼吸内科的"COPD俱乐部"、内分泌科的"糖友会"等活动,让病友在这些平台上交流康复心得,医生对患者共同关心的话题集中解答,得到了广大患者的好评和赞扬。

"语言处方"工作的推进,从关怀入手,从细节入手,使我院的人文服务氛围进一步得到了加强,越来越多的科室和员工能不断主动检视工作质量,反思沟通效果,将患者的满意度作为工作的依归,涌现出一大批先进科室和员工。2017 年医院共收到来自患者的锦旗 156 面、表扬信 140 封,患者总体满意度同比增长了 3.45%。在 2016 年和 2017 年由广东省卫生和计划生育委员会(现广东省卫生健康委员会)组织的全省三级医院患者第三方满意度调查中,我院连续 2 年位居东莞市第一;在 2017 年广东省卫生和计划生育委员会组织的全省三级医院职工满意度调查中,我院也位居东莞市第一,得到了同行的广泛认可。

（编辑:夏 萍 陈书人 | 审校:翟理祥）

 专家评析:(王光明 中国科学院大学深圳医院副院长)

东莞市第三人民医院的做法,我觉得有三个不简单。第一个不简单,是真正意识到并落实语言处方在治疗过程中的重要作用;第二个不简单,是提出了"五四三二"的具体指导并践行之;第三个不简单,是针对特殊人群,还有特殊的语言处方。

应该说在现阶段,东莞市第三人民医院提出来的"五四三二"目标,是相当高的。要完全实现,相当不容易。但我还是非常赞赏东莞市第三人民医院的做法,他们不仅提出来了,而且提得相当具体。提得具体就具有可操作性,就为达成目标提供了可能。我们经常犯的错误是,目标定得非常漂亮,非常激动人心,但没有变成,或者无法变成具体的措施。最后,目标只能变成空洞的口号。喊了一年又一年,还是最终挂在墙上。目标的分解,分解以后的可操作性,考验顶层设计管理者的智慧。很多目标没有实现,不是因为执行层面的执行力不够,或者缺乏把事情做好的专业精神,反而恰恰是顶层设计的管理者,没有好好地分解成可供执行的任务。东莞市第三人民医院语言处方的"五四三二"做法是一个很好的例子,值得大家学习,但是具体的表述,我认为还可以再简化一点。

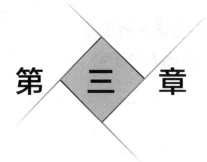

第三章

优质服务的创新模式
——塑造医院品牌

要点

优化服务方式

扩宽服务项目

创新服务模式

塑造医院品牌

立体式服务工程在医院优质服务管理中的实践与探索

罗曼缦　东莞康华医院办公室主管

王樱达　东莞康华医院人力资源副总经理

王伟超　东莞康华医院办公室主任

一、背景

随着国内医学模式的转变和国家医疗改革的深入发展,建设以病人为中心的新型医院服务文化,是广大人民群众对医院提出的客观要求,也是医院生存发展的内在要求。当前,国内的医院越来越重视服务文化建设,不同的医院形成了不同的模式。

东莞康华医院(以下简称康华医院)作为大型民营三级甲等医院、国家胸痛中心、市危重症孕产妇和新生儿急救定点医院,自建院以来,始终秉承"苍生为念、厚德载医"的宗旨,以患者需求为导向,建立"以病人为中心"的服务宗旨,引进先进管理理念和技术设备,稳步落实分级管理,鼓励优势学科发展,积极发展专科专病,保证医疗质量和医疗安全,提高急危重症处理能力。康华医院在吸取国内外优秀医院的管理理念和经验的基础上,结合本医院的特征,不断实践、探索和创新,建立了一套具有康华特色的立体式服务体系,一方面关注患者就医体验,另一方面注重医务人员工作及生活环境的改善,持续改进工作流程和服务质量,构建和谐医患关系。

二、做法

(一)建立满意度测评管理体系

医院建立了完整、科学、有效的满意度测评管理体系,通过满意度问卷设计和改进、数据库建立和维护、数据收集方法选择、数据统计、分析评估、过程监控管理、结果反馈等工作,对患者与职工满意度进行调查,收集患者就医、科室协作、员工工作中的问题与意见,寻找患者对医疗服务的理想差值,并以此形成 PDCA 循环报告,为改善服务质量、提高客户忠诚度、加强科室管理以及各类评优评先工作提供客观的数据支撑。

在开展满意度测评中,引入了第三方评价,以社会实践的方式与东莞高校如广东医科大学等合作,在医院 5 千米的半径范围内定期进行民意调查,并以此了解群众的就医需求和就医体验。同时,倾听多方面的声音,成立社会监督委员会,邀请社会各界代表对医院的医疗活动进行监督和建议。

在动态监测服务水平方面,制订科室责任目标,对服务水平进行考核;定期开展满意度交流会,邀请临床、医技、行政后勤等科室代表参与,了解问题、分享经验,形成健康向上、积极进取的内部环境,从而提高全院员工正确理解满意度评价的意义,增强服务意识,以促进医院服务管理的健康发展。

(二)健全医疗质量管理体系

医院把医疗安全与质量指标纳入科室目标管理,严格落实科主任目标责任制和医院分级管理,按照三级甲等复审标准进行自检和改进,加强培训,强化监督和奖惩机制。医院重新修订质量与安全管理相关制度,调整了医院医疗质量与安全委员会、医疗技术管理委员会等医疗质量与安全管理组织,对全院医疗技术进行分级、分类管理,对全院医生医疗技术授权进行信息化动态管理。质控职能部门每月对重点手术、重点病种质量进行监控,并发布医疗质量与安全管理信息通报,对医疗质量进行监测、预警、分析、考评及反馈,帮助临床科室进行 PDCA 循环持续改进,促进了医院三级医疗质量管理体系的完善和落实。

完善护理管理委员会架构和规章制度,建立护理质量评价指标系统,扎实落实责任制整体护理,注重护理安全细节管理,深入推行优质护理服务和专科护理服务,全院病房管理、基础护理、病人安全、物资管理、服务品质的达标率较 2018 年持续增长。医院被东莞市列为推广中医护理技术试点医院;血液透析中心获得东莞市首批特殊专科护理培训基地。

积极落实社保政策,安排专职导医提供社保咨询。全面推行住院病人费用"一日清单制"。加强医保病历监管力度和病房巡视,严格规范诊疗行为,对科室的违规行为予以通报批评、经济处罚,使各项指标控制在较为合理的水平。

（三）完善客户服务体系

医院将"责任客服项目"引入到了服务体系当中。客服均由具有心理咨询师、健康管理师或营养师职业资格证书的高素质人员担任,他们平时的工作就是深入临床一线,了解患者需求,为患者及其家属提供更温暖、更专业的增值和回访服务。目前,已在 19 个护理单元、24 个临床科室设立了责任客服岗位,覆盖了近 80% 的住院科室。虽然在每个护理单元设置责任客服,增加了运营成本,但是医院考虑的不是短期的营利,而是长期的社会效应。

另外,人文服务还体现在时时处处把便利带给患者。康华医院利用现代科技手段,优化就诊流程,尽量让患者就诊更加方便,如微信支付、智慧药房、中药代煎及快递服务、收费及抽血电子排号、远程医疗等,改善患者的就医体验。

在高端服务方面,针对目前公立医院存在特需服务的缺口,康华医院实行错位发展的战略,2009 年与香港医疗卫生学会合作,成立了康华医院贵宾门诊;2015 年医院在高端医疗上又迈出了一大步,成立贵宾住院部——华心楼。华心楼规划床位 300 张,目前已开放 100 张,涵盖了内外妇儿多个专科,且贵宾妇产科今年新开了二期。既有广东省中医院专家开具独门配方的中药洗头、泡脚和按摩,也有西方的一体式产房、宝宝的益智项目以及产妇的产后康复项目。

（四）推行精益医疗改善活动

精益管理是一个通过操作层面的流程改善,改变人的行为,影响组织结构,进而形成精益文化的进程。作为一种先进的管理模式,无论从理论上,还是从近两年的具体实践来看,都被验证为一种行之有效、可以推广的科学系统管理方法,对增强医院核心竞争力、提升医院文化具有重要的现实意义。

医院自开展精益改善以来,减少了许多无价值的环节,优化了服务流程。如设备维修流程变得更加方便快速,出院带药流程更加简便化,手术量月同比明显增加等。医院变革最重要的目的是使病人受惠。我们运用精益管理优化部分服务流程之后大大地提升了工作效率,减少了病人的等候时间,提升了满意度。实施精益改善吸引了更多的病人,门诊急诊量和住院人数同比有明显增加。同时,临床一线医务人员对药材科、手术室、设备器材科工作的满意度也明显提高。

我院在管理人员当中积极推行精益管理学习,先是小范围培训试点,学习精益概念与管理工具,再从单体精益流程进行改善,最后进行优质项目表彰与经验分享大会,并逐年拓展精益项目。精益管理的引入,使得医院一大批中层骨干力量更新了管理理念。通过精益流程改善的实施,提高了科室自主管理和主动服务的意识和能力。从经验管理到科学方法的运用,医院管理层和职能部门管理水平及工作效率都得到了提升。

(五)服务标杆评选活动

服务窗口单位服务质量的高低是医院整体服务水平的重要标志。为了提高医务人员的主动服务意识,我院每月组织开展评选"服务之星"活动来提高服务质量。"服务之星"的评选是以员工的日常工作表现为依据,从个人工作能力、服务态度、主动服务意识等方面综合考评。在此基础上,我院还在服务窗口单位安装电子评价系统,显示该岗位工作人员信息,方便患者第一时间对该工作人员的服务予以评价。最终通过患者的评价数据、门诊工作人员无记名投票和平时的服务质量考核,确定每月"服务之星"和每季度"服务之星"。

为进一步增强全院职工创先争优服务意识,改进工作作风,提高工作效率和服务水平,调动各科室、部门的集体荣誉感和比学赶超的积极性、主动性,使我院整体工作再上一个新台阶,我院坚持评选优质服务科室活动。评价内容涵盖服务态度、优质服务措施、护理服务、医疗服务、院感管理、出勤情况、设备维护等方面。评价结果与满意度数据结合作为评优依据,并予以奖励。

为树立医院先进典型,促进医疗服务的发展,还鼓励不同窗口岗位结合实际工作情形,创作故事剧本,并拍摄成微电影,透过微电影这种人们喜闻乐见的传播方式,记录和讲述发生在我院的感人故事和先进事迹,传播和展现我院医护人员立足岗位、救死扶伤、大医精诚的动人风采,进一步传递正能量。

(六)公益及志愿服务活动

自康华医疗集团成立以来,积极参加各种社会公益活动,向各大机构的捐款累计超过 2000 万元人民币。结合医院的优势专科,先后开展了唇腭裂儿童救治、先天性心脏病救治"心希望"工程、白内障老人救治等专项医疗救助活动,每年还在院内外举行近百场的免费义诊,许多退休返聘的知名专家教授都乐意到社区、到基层为老百姓进行义诊和健康教育。2013 年,医院招募成立了社会志工队伍,在门诊急诊开展志愿服务活动。身着"绿马甲"的社工传承者"以人为本"的人文精神服务理念,穿梭于门诊、急诊,已经成为了医院亮丽的风景线。这些实实在在让患者受益的活动,一方面让患者感受到了医院的先进技术,感受到医务人员的可亲、可信、可爱,更感受到了医院的人文关怀,从而形成良好的口碑;另一方面也增强了员工的社会责任感,使其人文精神的情怀及境界得到升华。

三、成效

医疗服务管理涉及人学、管理学、医学、组织行为学等诸多学科,需要明确的制度、方法与规范,把无形的服务变成有形的流程和标准,让医务人员能够在既定的范围内有效地开展一系列优质服务工作,倡导社会责任感,激发服务岗位活力,提升医院向心力和凝聚力,从而形成优质医疗服务的基础和保障。

一直以来,康华医院以敬畏的心去面对生命,以悲悯的心态去对待患者,坚持"以病人需求至上,全心全意为人民健康服务"的服务理念不动摇,以人文精神作为精神内核,以体现"以患者为中心"的三大体系作为优质服务管理的保障,着力构建立体式服务工程,并通过 PDCA 循环、精益医疗持续改进服务质量,实现医疗技术与人文精神的完美结合,有效提升医院的优质服务水平。康华医院的公益活动多次获评为东莞市民最喜爱品牌、公务员最喜爱品牌。

（编辑：夏　萍　　杨沛莲｜审校：翟理祥）

 专家评析：（翟理祥　广东省中医院党委书记）

要把看不见的文化价值观变成看得见、摸得着、感受得到的管理制度和服务行为,需要有效的教育引导和管理手段。康华医院推行立体式服务工程,建立了体现"以患者为中心"的满意度测评管理体系、医疗质量管理体系和客户服务体系三大体系,尤其在民营医疗面临诚信危机的大环境下,通过选树服务标杆和先进典型,开展志愿服务和公益活动,在优质服务管理中规范员工行为、渗透人文精神,更好地满足多样化的医疗需求以及市场化的监管需要,形成具有康华特色的民营医疗公信力和口碑。

创新服务模式在医疗
困境中实现弯道超车

谢大志　佛山市禅城区中心医院院长

招顺带　佛山市禅城区中心医院副院长

一、背景

随着中国医改的逐步深入，以及社会资本的融入，医疗产业迎来了历史性的机遇与挑战，"优质服务"不仅是患者对医疗单位的需求，更是医院发展的战略要求及综合实力提升的突破点。如何改善医患关系，如何提升医院服务，如何开创特色服务，提高患者满意度，提高医院核心竞争力，已成为当今医院管理者的关注点。

佛山市禅城区中心医院（以下简称：禅医）改革前，作为身处医疗资源密集的佛山市区的一家区级医疗单位，规模小、底子薄，竞争力与市级医院相比差距明显。在此背景下，2004年医院领导班子成功推动医院进行股份制改革并制定"优质服务"的差异化发展战略，把"病人满意度"作为医院生命线，提出"以人为本·视病犹亲·以德为先·追求卓越"的服务理念，同时建立创新管理部门——健康服务部，重点抓医院病人的满意度管理，打造禅医服务特色品牌。回顾医院近年（2004—2017年）的发展，优质服务的确是禅医发展蜕变、破茧成蝶的关键因素。

二、做法

（一）禅医创新服务的核心组织体系

禅医式服务成功的关键在于"把服务体系作为一个立体的工程来打造"，从战略、文化、思想，到组织、体系、团队及病人体验，都是一个整体，相互支撑，密不可分。

禅医从精神思想上打造医院的服务文化内涵,强调"服务"与"满意度"的重要性(表3-2-1)。禅医文化内涵无论是医院精神、医院愿景、服务理念和宗旨、医院信条都始终强调"服务",引导员工从意识及主观能动性上增加服务意识,传承医院优质服务文化。

表3-2-1 佛山市禅城区中心医院文化内涵

禅医价值观	诚·信·仁·容
禅医精神	禅者修心·医者救人
禅医愿景	人人称赞,个个向往,健康快乐幸福家园,医疗保健事业高地
服务战略	病人的满意度——医院的生命线
服务理念	以人为本·视病犹亲·以德为先·追求卓越 亲切·适宜·用心·专业
服务宗旨	以救死扶伤为神圣天职;以人为本,追求满意度与忠诚度;进一步增强综合实力,打造专科品牌;注重品质与服务,不断提高效率、降低成本、服务社群
禅医信条 (二十条)	二十条摘录: 第四条 禅医最宝贵的是禅医人,"忠诚与技能,责任心与爱心"是禅医人最可贵的品质。员工与患者的忠诚与满意度是医院追求的永恒目标 第九条 对待病人,就像对待自己的亲朋一样,用心为他们服务。看一个病人多交一个朋友,医院认同病人多、朋友多的员工

此外,禅医从发展战略上提出服务差异化的战略模式,把病人满意度视为医院的生命线。从组织架构上保证战略落地,创建了服务主管部门。在绩效考核上实行医疗质量与安全、医院制度与文化、服务与病人满意度三位一体的模式。从管理体系上建立了满意度管理体系、优质服务培训体系、服务质量督导体系相融合的综合管理体系。从特色团队建设上组建了一支医院内训师队伍。从病人体验角度特别提出"环境去医院化、服务流程优化、设施人性化、创新活动,让病人留下美好回忆"的服务理念。

2004年是禅医确立"服务差异化"发展战略的元年。在当时医疗机构都不重视服务的现状下,医院领导班子突破传统的医疗管理模式,将优质服务列为"一把手工程",创新建立健康服务部,推动医院创新管理与服务改革。

　　健康服务部是介于临床与行政部门之间的一个创新管理部门,在组织架构上属于医院"六部两办"之一(图3-2-1),成立初期的核心工作是服务与市场。健康服务部运营后,有力加强了医院服务质量的管理与督导,注重病人体验,优化服务流程,不断提升病人满意度,打造禅医式服务,赢得老百姓口碑。

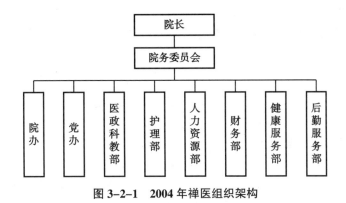

图3-2-1　2004年禅医组织架构

　　伴随着医院近年的高速发展,健康服务部紧密围绕医院的发展战略与要求拓展工作职能,从早期的服务与市场延伸细分至服务质量管理督导、优质服务培训、前线导诊管理、互联网医疗服务、市场品牌拓展、全院VIP体系管理、名医平台管理、医院对外接待、呼叫中心、商业保险以及志愿者管理(图3-2-2)。

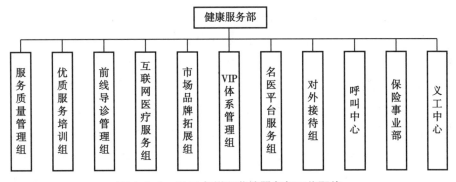

图3-2-2　2017年禅医监控服务部工作职能

　　健康服务部职能与医院其他管理部门的工作存在重叠交叉的部分(图3-2-3)。在这个问题上,禅医实施的是"双重协同管理"模式,健康服务部主要负责涉及与病人体验及服务有关部分,而专业部分则由对应部门负责管理。比如前线导诊管理,很多医院由护理部或门诊部统筹管理,而禅医是由健康服务部负责导诊人员的绩效考核、服务质量培训等行政管理,其护理专业技能培训与考核由护理部负责。再如互联网医疗服务,包括微信平台、APP、CRM客户管理系统等服务,健康服务部负责根据病人需求,对服务功能、操作体验、服务流程等进行管理及提出优化意见,信息科负责通过互联网技术、信息技术实现这些需求和方案。在人员安排上,健康服务部专门配备一名医院信息管理专业人才,负责将病人服务需求转化成专业信息技术,高效与信息科协同工作。

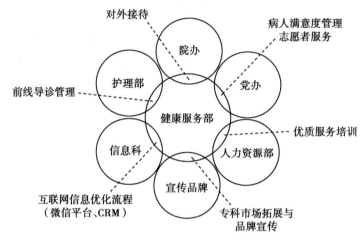

图 3-2-3 健康服务部与医院其他部门双重管理的工作

(二)禅医创新服务的核心管理抓手

1. 病人满意度是医院的生命线

禅医在改革初期,面临着诸多危机:①基础薄弱(2001年编制床位200多张,员工300多人);②竞争激烈(地理位置偏,周边多家大型医院:佛山市第一人民医院、佛山市第二人民医院、佛山市妇幼保健院、佛山市中医院);③员工懈怠(工作松散、人心不齐,懈怠消极)。医院领导班子一致认为"让每一个到院的病人都能感受到被尊重、被关注,并让病人留下美好的印象"是最快、最好的方法。而满意度调查可以了解病人对医院整体服务的主观印象,深入了解病人需求,系统性地获取病人意见,从而可为服务改进和服务绩效评估提供依据,同时也为医院决策和行动提供参考。因此,医院将"病人满意度是医院的生命线"作为医院发展的战略目标和管理的核心抓手,同时把病人满意度设为绩效考核的指标之一。

2. 满意度调查方式的多样化

禅医从多种渠道开展病人满意度调查(图3-2-4),关注病人的体验感受。

随着智慧医院和互联网+的发展,禅医健康服务部也在不断探索更多新的调查方式和办法,进一步完善满意度调查的方式。

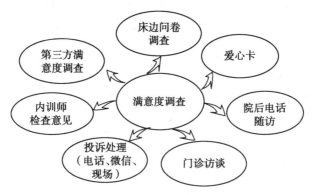

图 3-2-4 禅医病人满意度调查方式

3. 满意度调查指标的全面性

患者满意度问卷调查包括"整体感知""环境设施""系统运作""人员服务"4个维度21个指标(图 3-2-5)。指标涵盖了医院服务流程中的关键接触点,可以较好地对医院服务水平进行监测,及时发现服务短板,改善病人就诊体验。

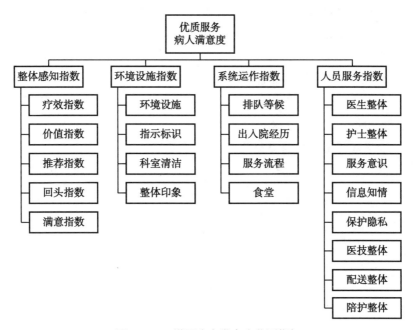

图 3-2-5 禅医病人满意度监测指标

4. 满意度调查结果的利用性

满意度测评管理中强调对调查结果的及时有效利用。一方面,健康服务部对病人提出的服务质量问题进行动态跟踪反馈,督促相关部门及时改进。另一方面,针对患者集中反映的不满意问题,医院建立专项优化小组,对存在问题进行剖析,重点改善服务短板,建立 PDCA 循环改善计划,并用满意度调查持续监测改善成果。

督促改进具体体现为:①需要及时解决的问题,在当天向相关部门或科室反馈书面信息,并及时给予解决。②对每月收集的满意度数据进行分析统计,并向主管服务的院领导汇报调查结果,重点突出服务的短板指标及排名靠后科室;如科室的满意度下降明显,及时分析原因并与科室沟通改进方案。③每季度对满意度进行汇总分析,将重复出现的短板指标或持续排名靠后科室,建立 PDCA 循环改善计划。将各科室的满意度调查结果及病人反馈意见汇总并发至各科室经营责任人,有利于科室管理科内服务质量及为服务提升提供指导方向。

例如,2017 年开展了西药房取药等候流程的改善。2017 年第一季度数据显示,患者对取药等候的满意度(91.7%)低于门诊整体满意度 96.1%。进一步分析发现病人的不满主要集中在西药房的取药等候,满意度仅为 83.67%。遂将西药房取药等候流程作为专项优化项目,由相关内训师牵头组建专项优化小组。小组采用鱼骨图法对流程、环境、人员、系统等多方面进行深入剖析,对现有流程进行重新梳理及优化,提出了多项改进计划,并在优化过程中对该服务指标进行持续满意度监测。经过专项优化后,病人取药等候时间缩短 5 分钟以上,西药房取药等候满意度提升至 93.05%。基于 PDCA 循环的专项改善有效地优化了取药流程,提升了病人体验。

5. 满意度调查结果的激励性

为配合医院"三位一体"绩效考核模式,进一步明确医院层级管理的责、权、利,并提高医务人员的业务素质、管理能力及执行力,特制订相应的服务质量满意度考核细则。考核细则采用百分制,标准统一,时效统一;层级考核,与科室经营管理状况挂钩。对积极采取整改措施、主动解决问题,杜绝了矛盾发生的部门,给予登记,作为绩效考核的一项指标;对在原有基础上提出合理化建议,进一步完善服务流程,提高了整体服务质量的科室给予表扬及奖励。对出现了问题不积极采取整改措施,病人问题得不到解决或病人矛盾进一步恶化的部门进行全院公示,并根据情节轻重对个人或部门进行相应的处罚。

（三）禅医创新服务的核心学习力量

禅医内训师团队是一支通过新加坡国际管理学院培训、考核和认证的专业队伍,于2012年9月成立。禅医内训师自建队以来,在医院优质服务体系建设、优质服务培训、服务质量管理等方面发挥着重要作用,创造出巨大的价值。截至2018年4月,组织举行禅医艺术阁38期,参加义演超过2000人次,超20 000人次观看体验,进一步丰富禅医文化内涵,打造禅医医患和谐形象。

目前医院共有内训师50名。内训师成员大多是各科室骨干。内训师是医院优质服务建设的中坚力量,缓解了近年医院快速增长、新员工激增带来的挑战,保持全员服务水平的稳定性、一致性,2014年实现精进楼"人楼共进"目标,完成人员培训、新楼服务流程设计与优化,新楼启用后,病人就诊有条不紊,服务无缝对接,服务流程零投诉。

禅医内训师隶属优质服务办公室,内部成立班委会,设班长、学习委员、组织委员、文娱委员、生活委员、宣传委员负责团队日常管理工作(图3-2-6)。医院赋予了内训师四大使命——牧师、担当、融通、学习。牧师是指内训师要像牧师一样,理解医院文化内涵,明确医院发展战略目标,向全院员工传递禅医精神与正能量;担当是指内训师要承担服务培训与质量督导的责任,根据要求开展优质服务系列培训,坚持进行服务质量检查督导,主动发现问题,敢于管理;融通是指内训师要关注患者诊疗的全过程,做好科室与患者的桥梁,管理患者满意度,及时反馈患者意见与建议,打通服务痛点与难点,形成闭环;学习是指内训师要经常读书,热爱学习,主动学习,创新学习,全面提升个人素质,培养一支学习型的优秀团队。

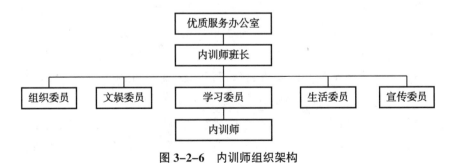

图3-2-6　内训师组织架构

内训师扮演着三大角色,分别是优质服务培训师、服务检查督导员、服务流程优化者。培训是内训师的重点工作,医院已经形成了以内训为主、内外结合的培训体系。禅医内训师能根据医院的要求、员工需求以及医院实际情况开发设计课程,且课程开发严格遵循"确定课题—小组备课—拍摄素材—内部试讲—修改课件—审核通过—开展培训"的流程。目前,内训师在院内主要开展包括优质服务、人文医学、RCA 根本原因分析、提升患者体验、医院文化与服务礼仪规范等 5 个系列课程培训。2012 年 9 月—2017 年 12 月,内训师共开展 715 个小时的培训,培训员工 7320 人次。培训让医院服务保持高度一致性,让医院传统文化得到传承,让医院发展稳定健康。

服务质量检查与督导是优质服务培训的重要补充,更直接、快速、系统和科学地解决各种影响病人满意度的问题。内训师采取"分系列小组负责制",开展服务质量检查与督导工作。各小组制订工作计划,对各自负责系列进行检查督导,每月向优质服务办公室总结反馈检查督导情况。从 2013 年 1 月开展服务质量督导以来,内训师坚持开展检查督导 60 个月,直接、快速、系统和科学地解决各种影响病人体验的问题上千个。

根据满意度调研反馈信息,围绕病人体验,成立以相关部门和内训师为主体的专项工作组,用设计思维对服务流程进行优化与提升。由内训师定期对服务质量进行全院性的监督检查,2016 年发现并整改问题 200 余项,2017 年发现并整改问题 150 余项。

三、成效

禅医经过十多年的蜕变已经成为一所获得国际 JCI 认证的三级甲等综合医院、中国五星级医院,2017 年中国非公立医院竞争力排名全国第一的医院,目前拥有床位 1200 张,职工 1800 人。荣获"佛山医疗服务口碑最佳单位";2015 年、2016 年、2017 年连续 3 年国家"改善医疗服务示范单位";2016 年广东省卫生和计划生育委员会"群众满意度评价"区属医院全省排名第一、大型综合医院排名第三;《人民日报》"两低两高三满意的好医院"专版报道。优质服务已成为禅医最响亮的一张名片,每年吸引超过 150 个团队前来实地考察和参观交流,医院整体服务质量得到老百姓高度认可和赞同。

服务无止境,没有最好,只有更好! 最好的服务是感动,最好的营销是服务,成本最低、效益最大的是打造优质的服务闭环。经营好医院,经营好科室,服务先行! 让每一个到院的病人都能感受到被尊重、被关注,并让病人和家属留下美好的印象,我们就成功了!

（编辑：夏 萍｜审校：翟理祥）

专家评析：（翟理祥　广东省中医院党委书记）

　　佛山市禅城区中心医院股份制改革催生医院发展的新活力,从战略到文化、从理念到职能、从组织到团队,提出服务差异化战略,以开展优质服务作为突破口,抓住病人满意度这条生命线,通过建立内训师团队,开展优质服务培训和督导,着力解决制约传统医院发展的体制机制问题,在病人满意度管理体系的构建和服务管理创新方面,从理念到行动不仅有顶层设计,也有基层探索,打造出禅医特色品牌,实现了自我超越和完美蜕变,这些经验和做法值得公立医院借鉴。

五位一体助力打造基层医院优质服务品牌

郑志德　佛山市南海经济开发区人民医院院长

冯威　佛山市南海经济开发区人民医院副院长

孙旭群　佛山市南海经济开发区人民医院党办主任

范永泰　佛山市南海经济开发区人民医院服务管理科副主任

王丹萍　佛山市南海经济开发区人民医院宣传科干事

一、背景

佛山市南海经济开发区人民医院（简称南开人医）位于佛山市南海区城市副中心狮山镇，是一家二级甲等综合医院。医院实行集团化管理，下设中心院、官窑院区、小塘院区3个院区和50个社区卫生服务站，服务人口约70万，开放床位650张，员工1359人。2017年医院门诊量234万人次，出院人次3.2万人次。

医院没有服务标准，员工不知如何做好服务，服务培训效果不好，第三方满意度测评结果排名一直靠后，2014年更是排到全区倒数第三名。如何改变这一落后的局面，在夹缝中找到生存的方法？领导班子2015年到省内优秀医院参观调研后，结合医院实际，提出实施"建设优质服务体系，打造优质服务品牌"战略，通过谋战略、强培训、定标准、重改进、建文化"五位一体"方法，全面提升医院的服务水平。

二、做法

（一）谋战略，顶层设计

社会的发展、时代的变迁已不容许现代医院管理者再把服务停留在传统的医疗行为的层面上来认识,而必须要提升到战略的高度来把握,从服务理念、服务技巧、服务规范、服务流程等各方面层层推进,持续改进。

在佛山市镇级医院中,医院首次提出将打造服务品牌作为发展战略,用5年时间,将医院打造成佛山地区最优服务品质二级甲等医院。医院每年确定一个鲜明的服务管理主题,如2015年为服务管理年、2016年为服务管理提升年、2017年是服务品质年,并将战略公布,人人知晓,成为一种激励、一种鞭策。医院投入200多万元专项资金,用于内训师培训,开展系列服务督导、流程优化、推优评先和表彰活动。

(二)强培训,方法创新

医院员工只有具备了崇高的职业精神,才会在服务中时时表现出"发自内心的主动","以病人为中心"才可能成为所有工作的出发点和落脚点。因此,医院在2015年开展全员服务培训,在公立二级甲等医院中率先探索医院服务内训师的建设工作。

1. 人员选拔

医院成立优质服务体系建设领导小组和办公室,在广泛动员、自愿报名的基础上,筛选出100名一线员工组成内训师团队。团队设班长1名,副班长3名,成员涵盖窗口部门、临床科室、医技科室、社区卫生服务站、职能部门和物业公司。同时,为了起到以点带面逐步推进服务体系的作用,医院提出先打造优质服务样板科室的思维。经过科室自愿报名和审核,8个科室成为首批优质服务样板科室。

2. 培训方式

医院投入专项经费,与专业培训公司合作,有针对性地制订培训方案,每年度安排不少于100学时的集中学习。医院邀请了广州、佛山地区医院管理专家,甚至国内外知名学者给内训师进行授课。内容包括服务、沟通、团队、国学、医学人文、TTT授课技巧等。培训采取分组管理、情景模拟、角色互换工作坊等多种形式(图3-3-1),不说教,鼓励学员主动提问,积极讨论。课堂气氛活跃,效果显著。

3. 内训分享

医院要求内训师每次学习结束后,要结合实际,用案例和互动等形式对重要知识点在科内进行分享(图3-3-2),每次分享时间在30分钟以上,每个内训师至少要教会身边的13个人。除此之外,新员工培训,在职人员持续服务训练,也是内训师的工作职责。每次均有职能科室干部或院领导参加,给他们

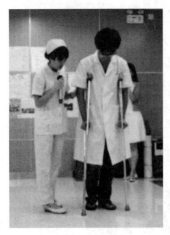
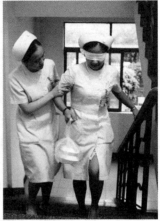

图 3-3-1　情景模拟与角色体验

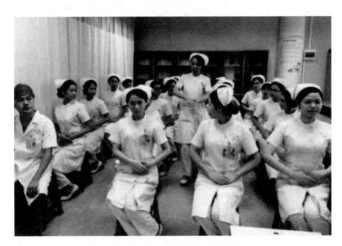

图 3-3-2　内训师课后分享

点评加油,并进行教学效果评估。内训师培训不仅创新了模式,还营造了自下而上、全员参与服务管理的良好氛围。2015 年医院举办了 232 节课程和 1050 场的分享会,优质服务理念深入人心。

（三）定标准,规范行为

没有规矩不成方圆。内训师把与患者服务时的接触点作为改善环节,对科室各服务流程进行优化,加入礼貌用语和身体语言,通过反复演练,同事间对照检查,最终形成标准化的服务流程。医院目前已对 8 个样板科室和 9 个重点窗口部门进行考核验收,并把优质服务标准和流程制作成《服务手册》。制订着装标准 36 条（包括医生、药师、护士、职能和后勤部门等不同岗位）,服务标准 88 项,流程 242 个,服务用语 66 条。2018 年,还选取了 8 个具有代表性的服务流程编写成服务剧本,拍摄成视频,作为在职员工和新员工入职服务培训教材。

(四)重改进,提升感受

服务水平和服务艺术是医院系统化管理理念、管理素质以及各项规章制度和措施效力的综合反映。我们深刻体会到,细致入微的护理、深入浅出的解释、合理有效的检查、舒适安全的病房条件、温馨舒适的绿色环境、周密完整的生活保障以及和蔼可亲的服务态度体现在医院活动的方方面面。

1. 关注服务缺陷,建立服务台帐

2016 年 4 月,医院成立服务管理科,通过开展门诊满意度测评,出院患者随访,暗访、督导等多种方式寻找医院服务缺陷。医院学习广东省中医院模式,对全院近 70 个科室,每月开展一次患者满意度测评,并对科室、院区的满意度进行排名。同时对所有出院患者进行电话随访,了解需求。医院还采用神秘顾客方式,组织内训师或者志愿者扮成病人暗访,体验患者就诊的全过程,发现问题,形成督导报告。此外,每天由门诊客服中心及内训师组成巡查小分队,进行巡查,并将问题登记。医院还建立了服务督导小组,每月开展一次服务督导。

医院注重患者投诉管理,在全院 300 处公共区域公布医院 24 小时投诉电话,专人限时处理服务投诉,做到投诉零容忍。对于典型投诉,形成《服务不良事件》在各院区和各科室进行分享。每月召开一次服务管理分析会,解读《满意度测评报告》《暗访通报》,点评《投诉典型案例》。此外,医院设立《服务缺陷台帐》,挖掘服务缺陷原因,形成良好的你追我赶、持续改进氛围。

2. 关注患者需求,提升服务品质

过去,医院的环境和服务流程的设计是以医院的需要和方便为中心的,而不是以病人的需要和方便为中心,没有考虑如何尽可能地简化就医过程,方便病人。现在,我们强调以患者需求为导向,关注病人就医感受,改进他们需要改进的。比如:为减少患者等候的焦虑,2014 年我们在全区首先开展免费WIFI 供门诊患者使用;2015 年在住院部安装了光纤,让免费 WIFI 全覆盖,极大方便了群众。

为了体现更多的人文关怀,医院连续 2 年不断推出改善细节服务的各项措施。如医院设置了哺乳区,改造了带隐私功能的肌内注射室,免费接送产妇及血液透析病人,在人工流产休息区免费供应红糖水,下雨天保安打伞接送患者等,让传递爱和温情成为习惯。2016 年上半年,我们还重点改造了门诊洗手间(图 3-3-3),除了提供纸巾和洗手液,还安装了冷暖空调,配有婴儿尿布替换台、婴儿安全座椅等人性化设施,专人管理,没有臭味。

24小时供应纸巾

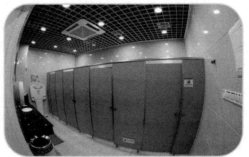

敢于创新 敢于投入 敢于改进

婴儿尿布替换台

婴儿安全座椅

冷暖空调

图 3-3-3 改造后的门诊洗手间

这些例子数不胜数,通过一点一滴细微的改变,体现了我们对群众就医感受的热切关注、对提升服务品质的真诚决心,因此也感动了群众。

曾经,患者王伯给我们写了一封表扬信,信中有一段话是这样说的:"在住院期间,感动我的不是你们环境、态度的改变,而是一个小小的细节。记得那天,我刚走进手术室,因为害怕,我非常紧张,因为紧张而感到全身发冷!正在我无助的时候,一名护士向我走来,给了我一个暖手宝,她告诉我,只要把暖手宝抱在怀里,就可以缓解我紧张的情绪!那一刻,我感到特别的温暖,特别的感动。"

3. 善用工具方法,引入精益医疗

工欲善其事,必先利其器。在服务管理的过程中,我们发现很多科室都知道自己科室有问题,但是不知道问题的根本原因在哪里。我们开始思考,如何借助先进的管理工具来有效地解决问题。2016 年 7 月,医院派了两名骨干参加了由广东省卫生经济学会和精益企业中国(LEC)联合主办,广东省中医院承办的第二期精益医疗绿带培训班,系统地学习了精益医疗的思维理念和工具方法。这两名精益医疗绿带学员就是医院的精益种子,回院后分别在功能科、体检科开展了《缩短门诊群众 B 超检查等待时间》及《优化门诊群众体检流程,缩短群众体检时间》两个项目的流程优化。

以功能科项目为例:

精益项目小组通过现场观察和数据分析,发现了 B 超检查等候时间长的原因有:因尿量返照不足造成多次折返、标识不清楚、门诊医生未能有效告知、产科二级预约未落实、工作量安排不合理等。经过项目小组成员的头脑风暴,分析得出尿量不足导致的返照是影响候诊时间的最主要原因,占了所有原因的 44%,而造成尿量不足的因素是因为告知接受 B 超检查的患者饮水未做到标准化,患者不知道要喝多少水,也不知要等候多少时间。

针对主要原因,精益项目小组开展了系列改善措施。如制订 B 超检查的饮水量标准和制作温馨提示彩页(图 3-3-4),工作人员在登记时发给患者,并提示饮水量及等候时间,从而避免患者多次折返。在流程优化方面,实行了产科二级 B 超预约、改人工登记为电子二维码扫描登记,依据工作量情况,实行弹性排班等改进。

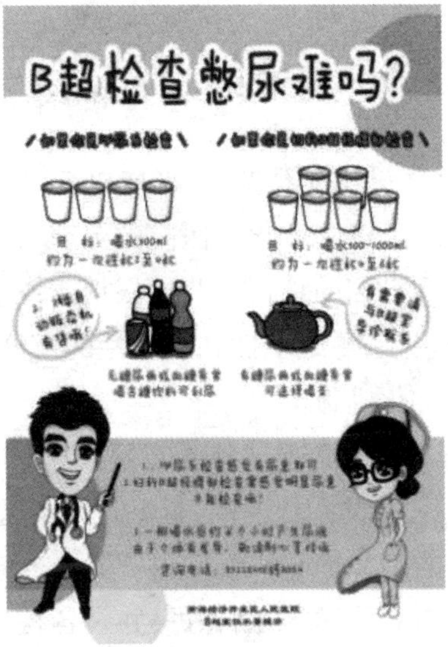

经过 3 个多月的改善,B 超候检时间超过 1 小时的检查人数,由 15.51% 下降到 7.76%。而另一个体检流程优化项目,经过改进,体检时间超过 1 小时的人数由 43 人 /d 降低到 25 人 /d。

图 3-3-4 B 超检查憋尿温馨提示

4. 借助信息技术,提升就医体验

信息化水平一定程度上决定了服务体验的好坏。医院是佛山市南海区首家上线住院移动查房系统的二级甲等医院,也是首家上线门诊智慧医疗平台的医院(门诊叫号,检查全程书面指引、PACS、LIS、体检系统无缝对接)。

2016 年医院上线手机智能平台,实现手机挂号、医保缴费、查询报告等;建成"银医通"项目,投放大量自助设备,自助完成发卡、挂号、缴费等(图 3-3-5),极大方便了就诊群众,提升患者的就医体验。创新的服务内容为患者提供了温馨、方便、快捷的服务,医院服务文化形象得到了进一步提升。2017 年还上线了孕妇资料管理系统,针对孕妇信息进行集中管理,能及时发送短信息提醒孕妇到院产检和参加孕妇学校学习班,得到孕妇的一致好评。

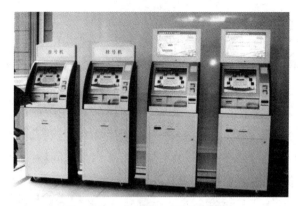

图 3-3-5　自助发卡、挂号、缴费机

（五）建文化，形成机制

医院文化是医院的灵魂，作为一种柔性的生产力，或称软实力，越来越受到人们的重视。我们根植于医院传统文化基因，不断融入现代的医院文化元素，实现继承性和创新性的辩证统一，形成自己特色的医院文化，形成专属的文化机制。

医院通过各种竞赛促进服务文化的形成。如开展优质服务百日行动、优质服务月活动，这些活动营造了良好的迎检氛围和展现出全院员工良好的精神面貌。医院通过评选微笑天使、服务之星、最美保安员、最美清洁员，树立榜样，激励先进，并在各楼层张贴优质服务宣传海报，每年推出优质服务的相关系列报道 50 多篇。2016 年首批评选出 12 名感动之星，每个人背后都有一个感动的故事，如内训师周美连不顾身孕跪地参与手术的身影让人敬佩，引起省内外媒体报道点赞。各临床科室设有科室特点的文化墙。医院专门设计了一批心愿卡，开辟了独立区域供医生和患者及家属进行沟通和交流。

三、成效

医院在优质服务体系建设上打了一套组合拳，这套组合拳在优质服务体系建设中发挥了重要作用，也让我们取得了一些成绩。2015 年，医院在南海区医管局组织的第三方测评中，满意度由倒数第 3 名上升到第 3 名，并获得当年的南海区"公立医院群众最满意奖"和"公立医院满意度测评进步奖"。同年，医院《内训师模式创新优质服务体系建设》案例荣获"2015 年度南海卫计系统管理创新奖"，并被同行借鉴使用。

活动开展以来,医院收到患者送来的锦旗 123 面,表扬信 86 封;涌现出 16 个先进集体和 54 位优秀个人。2016 年、2017 年医院连续 2 年在南海区医管局组织的第三方满意度测评中保持在排名前 10 位。我们的"五位一体"优质服务体系决不是华而不实的理论说教,尤其是在基层医院,它将会有更大的实践空间。医院服务持续改进永无止境,在优质服务品牌建设的实践路上,我们刚启程,期待与更多的同道一起同行,不断改进,再创辉煌。

（编辑:夏　萍|审校:翟理祥）

 专家评析:（陈星伟　广东省卫生经济学会会长）

佛山市南海经济开发区人民医院作为一家二级甲等综合医院,与其他一般中等规模的医院并没有什么两样。10 年前生存都还有点困难,如何走出困局,在夹缝中杀出一条血路？医院领导班子提出"建设优质服务体系,打造优质服务品牌"思路。"谋战略、强培训、定标准、重改进、建文化","五位一体"优质服务体系建设组合拳,招招有力,环环相扣。谋战略是顶层设计指方向,强培训是方法创新练内功,定标准是规范行为有样板,重改进是提升服务上台阶,建文化是形成机制铸品牌。五措并举,有机联系,相辅相成,缺一不可。这套组合拳在优质服务体系建设中打出了风声,发挥了重要作用,全面提升了医院的服务水平,使医院的整体优势得以集聚,激发出巨大的效能,锻造出这家基层医院的优质服务独特品牌。

"造血"式托管帮扶，快速
提升基层医院水平

姚学　广东药科大学附属第一医院院办主任
陈计清　广东药科大学附属第一医院院办副主任
曾慧韵　广东药科大学附属第一医院客户服务科科长
潘英媛　广东药科大学附属第一医院院办（宣传）科员

一、背景

连南县人民医院（以下简称"连南医院"）地处广东省西北部的贫困山区——连南瑶族自治县，全县 17 万人口中有过半数为瑶族。当地曾有三家大型医院——连南医院、县中医院和妇幼保健院。为整合地区医疗资源，集中优势力量，促进当地医疗卫生事业快速发展，2007 年 9 月起连南医院先后与县妇幼保健院、县中医院合并，成为全县唯一的大型公立医院。然而，"三院合一"的资源整合举措未能解决医疗卫生事业发展的瓶颈问题。原因有三：一是落后的医疗技术、医疗服务设施设备和医疗服务水平使当地患者舍近求远，转外就医，近者前往连州、广西贺州、清远，更有甚者远至广州；二是医院历史负担重、病源少、运营情况不良导致医务人员收入待遇低，技术骨干流失严重；三是因缺乏人才储备、医疗综合服务能力落后，形成制约医院发展的恶性循环。

转机出现在 2014 年 7 月，连南县人民政府将连南医院整体托管移交广东药科大学附属第一医院（以下简称"广药一院"）。"建设一个让当地群众满意、政府满意、员工满意的新型'二甲'医院，为广东医疗卫生事业的发展和医疗改革的深化贡献力量。"这是广药一院对连南医院的帮扶目标。

陷入发展困境的连南医院在被托管 4 年后就摆脱困境，逆势发展，发生

"巨变"，得益于广药一院的托管模式及理念——以法人治理结构为基础全面经营和管理，全面提升综合服务能力，变"输血"为"造血"创新帮扶的"广药模式"。

二、做法

（一）优化管理模式，践行现代医院管理制度

2014 年 7 月，广药一院全面托管连南医院，从根本上提出改变连南医院落后状况的"手术"方案——通过引入现代法人治理结构的管理模式，实施人事和分配制度改革。如取消医院行政级别，医院所有人员职务去行政化，实行编制备案、全员聘任制。再如，医院转变运行机制，建立法人治理结构。医院成立了负责医院管理决策的理事会和监事会，实行理事会为核心的医院法人治理结构，医院的领导班子成员由理事会任命，中层干部由院长聘任，独立负责医院的日常经营管理。此外，医院推行人事改革，按需设岗、择优竞聘、自主定薪。同时，建立和完善维护医务人员工作积极性的绩效考评方案，以工作量、诊疗质量、患者满意度数据为基础，科学考评医务人员的工作绩效，充分调动干部、职工工作的积极性、主动性。

（二）植入医管团队，激发医院运营发展潜力

广药一院派出医院管理实践经验丰富、医疗技术精湛的管理团队（管理人员和临床专家）近 20 人常驻连南医院，并不定期派出支援专家及骨干54 人次，其中，管理人员 10 人次，技术骨干 44 人次。管理团队攻坚破难，逐步建立和完善医院的规章制度，强化医院制度运行。管理团队以身作则，上行下效，逐步转变服务理念，改善服务的态度，不断提高管理的水平。

在广药一院管理人员、临床人员组成的管理团队基础上，医院根据发展需要，遴选本地业务骨干进行重点培养，搭建连南医院属地化的服务人才梯队。广药一院为各类人才提供职业发展和深造的机会，不断加强对属地化管理人员、临床技术人员的培训，分批安排连南医院医务人员来广药一院进修、培训64 人次。通过培训，提高医务人员的服务能力和服务水平，为医院可持续发展注入源源动力。

医院采取常驻专家、定期技术指导专家、义诊专家结合的帮扶方式，持续带动连南医院临床管理水平和医疗技术水平的提高。托管 3 年以来，除常驻专家团队外，广药一院定期派出心内科、内分泌科、呼吸内科、眼科、耳鼻喉科、普外科、妇产科等专科专家前往连南医院做专业技术指导，共 2346 人次；

帮扶义诊专家283人次。开展帮扶性手术及麻醉608例,指导开展新技术65项。2014—2016年,每年在连南医院举办一期护理学习班,助力医院护理质量提升。

(三)深耕医联体建设,提升医院综合服务水平

广药一院开展深入调研,根据连南医院自身实际确定优先发展、重点发展的学科,打造专科特色及优势技术,树立地区性服务品牌,逐步形成覆盖连南、连山、连州"三连"地区的核心竞争力。同时,**依托平台优势,构建良性人才发展机制**。2016年广东省提出建设"卫生强省"的目标,并为实现这一建设目标投入大额资金。但由于基层医疗水平普遍较低,基层医院人才匮乏,导致政府的资金注入、硬件投入可能无法很好地发挥其应有的作用。借此契机,连南医院的设施设备得以更新,广药一院派驻的管理团队和专家团队对连南医院这块人才"旱地"来说正是"及时雨"。

依托广药一院的平台,派驻团队不仅带来了管理和临床技术,同时强化教学培养,建立了帮扶培养机制,输送人才进入广药一院进修学习,为鼓励员工学习,对进修、培训的人员提供生活补助。好平台、好设施、好政策,不仅使人才回流,还吸引了一批年轻的技术力量加入连南医院。

在连南医院被托管之前,医疗技术骨干流失情况严重,如今人才挑选主动权在医院,其他医院的技术人才纷纷主动前来工作,甚至几年前离开的周文才医生,也在2个月前重新回到连南医院工作。

刘建慧是2015年应聘到连南医院康复科的本科生,作为江苏人,他感觉连南医院比想象中的山区医院好得多,"不仅是住宿条件较好,薪水待遇比较满意,而且还有广药一院的专家不断地带领着我们,从理论到实践进行学习,让我们成长很快"。

杨拥原本是东莞一家大医院的技术骨干,如今已是连南医院的普外科主任。他说:"这平台真的是提高了,这里微创手术设备齐全,但做得不多,我来正好发挥专长。"作为主刀医生,他所擅长的腹腔镜下微创手术在第1个月就做了多例,且效果很好。而在东莞,他更多的是和别的医生一起完成。他为拥有发挥自己能力的平台感到满意。

医疗新技术和新项目有序开展,提升了连南医院的综合服务能力和水平,把病源留在连南医院治疗。广药一院建立分工协作和双向转诊机制,优先接收连南医院疑难、危重病人的转诊治疗,确保连南就医的疑难危重患者在上转后得到及时有序的后续治疗,促进分级医疗格局的形成。

此外，广药一院贯彻落实 2015 年《国务院办公厅关于推进分级诊疗制度建设的指导意见》（国办发〔2015〕70 号）要求，与连南医院积极布局远程医疗协作网，加速促进优质医疗资源有序有效下沉。医院租用光缆专线，建立了远程会诊中心和远程医学影像诊断中心，通过远程会诊、远程培训、远程影像诊断、远程病理诊断、远程病历质控、远程教育培训的方式，并与乡镇一级卫生院相连接，逐步形成一、二、三级医院网络，利用信息化手段促进资源纵向流动，实现优质资源共享，建立紧密结合型网络对口帮扶机制，使乡村百姓在家门口即可享受三级甲等医院专家的会诊，有效提高了优质医疗资源可及性和医疗服务整体效率。

三、成效

（一）人才建设成效初显

连南医院依托广药一院平台，6 名技术骨干成为省级专科委员会委员，19 名医务人员晋升中级职称，19 名员工通过执业医师及助理执业医师考试（以往每年最多只有 1 人能通过执业考试），消除了以往无证执业的情况，逐步止住医护人员外流潮，甚至开始出现人才回流。2014—2016 年成功引进 1 名副主任医师任普外科学科带头人。连南籍医学专业毕业生开始愿意回家乡发展。成功引进正高职称 1 人，副高职称 7 人，中级职称 83 人。其中 2 名硕士研究生，55 名本科生。

（二）服务能力显著提升

托管 4 年来（2014 年 7 月—2018 年 7 月），连南医院先后配备西门子 16 排螺旋 CT、DR、彩色 B 超、高清腹腔镜、肾镜、输尿管镜等先进的大中型医疗专用设备，能够支持常见病、多发病的检验检查；开展了胸腔镜下肺大泡切除、腹腔镜下直肠癌根治术、胸腰椎压缩性骨折后凸成形术等近 40 项新技术、新项目，微创手术得到大力发展。二级学科及创优工作发展迅速，骨科、泌尿外科、ICU 成为县重点专科，中医康复科完成独立设科，县域 120 急救指挥中心正在建设。

（三）医院运营稳步发展

连南医院信誉度明显提高，病人回流明显。托管前连南县群众大病往清远、广州等大城市医治，小病去邻近的连州或广西医治的现象现已完全改观。2017 年门诊量达 212 163 人次，较 2014 年增加 20%，各项指标明显趋好。连南医院在内部管理、医疗质量、技术水平、服务能力等方面得到全面快速提升，于 2015 年 11 月顺利通过"二甲"复审。国家卫生和计划生育委员会还将其列入全面提升县级医院综合能力第一批名单。

（四）医院声誉广受好评

医院综合服务能力的快速提升，尤其是医疗技术水平的提高，使当地患者就医的可及性和便利性显著增加，更是有效节约了患者的就医成本，减轻了患者的负担。2017 年病人满意度 93%，护理服务满意度 96% 以上，共收到 200 多人次的感谢信及锦旗。

连南县政府在多次总结会上这样评价托管工作：广药一院托管以来，连南医院取得了长足的进步和发展，得到了连南老百姓的高度赞扬和认可。立足"造血"的"广药模式"从根本上挽救了连南医院，从管理制度、人才培养等方面入手，着力缓解群众看病难、看病贵的问题，不断提升医疗服务水平和医院美誉度，满足不同层次患者的就医需求，切切实实地为连南县卫生事业的发展作出了突出贡献，让"有钱去广州，没钱去贺州"的就医现状逐步成为历史。

由此可见，要想推进分级诊疗制度，解决基层群众看病难、看病贵的问题，基层医院能力水平的提高是关键，在这种情况下，三级甲等医院的精准帮扶尤为重要，创新托管的"广药模式"脱颖而出，具有范本意义。

（编辑：郭 睎　赖光强 | 审校：夏 萍）

 专家点评：（翟理祥　广东省中医院党委书记）

在地方政府的主导下，广东药科大学附属第一医院成功托管连南医院，并以法人治理结构为基础全面加强经营和管理，全面提升综合服务能力，打造出精准帮扶的"广药模式"。这一模式特点鲜明，一是变"输血"为"造血"，二是人才下沉机制健全，三是业务收入增长部分的资金分配有原则。有针对性地解决了以往帮扶常出现的尴尬现象：如基层医院人才、资金、技术等方面的阻碍重重，存在等靠要思想，帮扶前期上级医院风风火火，帮扶结束基层医院又回归原状，上级专家下不去，自身力量上不来，医联体内部帮扶动力不足，基层医疗技术和服务水平得不到快速可持续提高。"广药模式"不同于一般意义上的并购、"地盘"扩张、线上网络医院等帮扶方式，突出公益性、措施精准、可持续。

圆运动中的"双向转诊"

徐海峰　深圳市宝安中医院（集团）党委副书记

吴凡伟　深圳市宝安中医院（集团）副院长

郝琳慧　深圳市宝安中医院（集团）客服中心主任

阎路达　深圳市宝安中医院（集团）针灸康复分院针灸科医生

一、背景

双向转诊是沟通综合医院与基层医院的桥梁，是合理分配医疗资源的枢纽。双向转诊的目的是积极发挥综合医院在人才、技术、设备等方面的优势，最大程度利用各社区健康服务中心（以下简称"社康中心"）的服务功能和网点资源，将民众需求量最大的基本医疗服务资源逐步下沉，实现分级诊疗制度下的医疗资源配置的理想状态——"小病在社区，大病进医院"。

深圳市宝安中医院（集团）目前拥有43个临床科室，12个医技科室，另设有1个分院（针灸康复医院）、8个社区健康服务中心。在分级诊疗上，医院也面临着从基层医院向上级医院转诊患者较多，而从上级医院向基层医院转诊的病人却很少的难题。而且这种现象已形成难以阻挡的惯性，"双向转诊"几乎沦为单向转诊，导致的最直接后果就是医疗资源浪费与紧缺并存。因此，医院打破资源本位观念的壁垒，将健康圈在专科与全科医学之间，融入各项服务措施，使医疗形成一个闭环体系，呈现出更为舒适快捷的医疗体验。

二、做法

医院抓住双向关键，认清转诊是"上下相贯，如环无端"的圆周运动，通过"明制度、简流程、全覆盖"的改进方案，促使各级资源重新组合，盘活医疗资源"存量"，使之与基层医疗资源投入水平相匹配。

（一）倾听——第三方满意度

目前，医疗质量的内涵从单一的临床医疗质量转变为临床疗效、服务、时间、费用等诸多方面的综合质量。患者满意度调查，不只是作为现代医疗质量考评方法，更是患者迫切需求的体现。只有深入全面地分析满意度调查结果，认真倾听患者所需所求，找出患者需求和服务供给的差距，才能有针对性地提出改进措施，弥补短板，促进转诊制度落实。

医院坚持以满意度自评与第三方满意度测评相结合，从诊疗、医技、护理、环境、窗口等多个维度，识别我院总院与8家社康中心转诊工作中的实际问题，包括患者对社康中心技术水平质疑、对转诊流程知晓度不足，医院对患者呈现出转诊流程烦琐、上转未能体现就诊及入院的优先性、下转社康中心接收不明确等。

了解所存在问题，对应提出解决方案。例如，患者在社康中心就诊后上转医院，抵达医院后仍要进行排队挂号、看病、检查，因而大大增加了患者就医负担与就医时间。通过满意度调查与现场反馈，积极与相关信息工程单位研讨对接，使各社康中心与总院电子病历系统无缝对接，上转患者可在社康中心提前预约总院号源。同时强调"转诊单"在就医过程中的重要作用，为使手持转诊单的患者可在就诊、检查等环节享有优先权，由导诊台设立转诊专用挂号通道，直接分配至全科门诊或专科门诊就诊。当门诊等候情况严重时，我们提出了"拉链式"交替就诊服务，即持转诊单的患者，在与现场挂号患者等候同一医生时，可与现场挂号患者交替叫号，如现场患者1、转诊患者2、现场患者3、转诊患者4……以此畅通转诊患者的优先就诊路径，缩短患者排队时间，提高患者就医体验。

（二）塑说——精雕转诊制度

有健全的制度，才有优质的服务。社康中心最初的定位是患者首诊到基层医院，经过社区医生诊断后，遇到社康中心无力救治的情况，依据病种分类及制订的对应流程将患者转诊至上级医院进一步诊疗。通过基层诊疗，使转诊患者更加便捷地进入综合医院进行后续诊疗。此外，医院积极响应深圳市创新推行"院办院管"的社管模式，使在基层就诊的疑难杂症患者能够通过转诊优先得到本院专家的诊治。

这样最初的定义模式，只是完成了疾病的初筛和"下转上"的转诊过程。我们的目标是使社康中心承担起诊断与治疗患者常见病、多发病、慢性病的基本医疗服务，而并非简单的帮助患者选择合理就医途径。由于社康中心发展存在人才匮乏、设施缺乏或设施配置好但利用率低、医疗技术服务水平低的问题,导致许多不必要的转诊过程和医疗资源不足与浪费同时存在。因此,解决社康中心发展的障碍,促进社康的全科医学发展与建设高水平专科医学发展同等重要。社康中心诊疗体系的建立,全科医学的发展,不仅需要医院全体行政部门相应的支持,更重要的是社康中心医疗技术服务能力建设与设施设备资源配置协调同步;特别是社康中心服务能力建设的重中之重——齐心协力解决医学人才短缺的问题。

就制度建设而言,我们坚持"院办院管"的管理模式作为亮点,消除因不同医院、不同社区街道所致的责任推诿与复杂沟通程序。医院对所辖社康中心进行医疗资源的统一协调,有利于专科与全科的和谐发展。

人才方面,为了破解优质医生资源沉不下去的难题,我们"软硬兼施",一方面制订相关激励机制,把"是否在社康中心工作"纳入医生评奖评优的考核指标;另一方面,高薪招聘优秀人才坐镇社康中心,提升薪资水平,鼓励高学历医生团队长期入驻社康中心。同时,推出"名中医下社康"项目,组织名老中医到社区坐诊、讲座。

流程方面,为了提高转诊效率,保证医疗安全,由医务科、社康管理中心、全科医学中心、客户服务中心联动,为社康中心诊疗提供全面、强有力的保障。定期召开联席会议,以分级医疗、双向转诊中存在的问题为导向,强化沟通、协调,高效解决问题,促进分级诊疗的落实,并定期将双向转诊情况向区卫生和计划生育局(现卫生健康局)报告。

建立远程会诊平台,缓解社康中心医疗设备种类及数量不足、医疗技术水平不高的问题,通过专家远程指导,带动基层医疗技术水平的提升。以心血管疾病上转流程为例,依托院内协同急救平台,连接总院心血管内科、心电图室、院前急救中心构成远程心电中心、远程胸痛中心。远程心电中心接收社康中心发来的心电图进行远程心电诊断,同时还可进行其他方面的诊断如影像诊断、远程病理诊断等,及时了解患者病情,协同院前120及时转运、抢救。根据初步诊断,通知导管室、手术室、专科医生及影像等临床技能科室做好相关抢救准备,为抢救赢得时间。患者由院前送至急诊后,急诊医生立即为患者评估病情,必要时联系专科医生进行急会诊,迅速执行检验检查和诊断,将患者从临床技能室直送手术室、导管室、重症监护病房或专科病房。这样的绿色通道为"双向转诊"节省了大量时间和费用,提高了患者的满意度,实现"双向转诊、急慢分治、上下联动"的分级诊疗模式。

另一方面,树立"先全科—绿色通道转诊—后专科—就近康复"诊疗理念,强化全院行政、医护人员对该理念的认知,加强流程管控,将年度内分级诊疗制度执行情况及成果反馈列入个人职业考核体系。各社康中心对医院下转的患者,制订下转患者入院服务流程,统一进行管理,并随时向院本部通报管理情况,征求和询问患者及家属意见和建议,共同维护好医疗安全和医疗服务质量,构建双向转诊工作的长效机制。

我们不满足于建立合理、便捷的社康转诊制度,医院目前在下属多家社康中心开展了家庭病床工作试点,立足于发挥中医药特色优势,为进入康复阶段的病人提供贴心周到的连续性家庭医疗服务。

案例:家住深圳宝安区海旺社区的罗大爷就是家庭病床的受益者。2017年冬天,罗大爷因突发脑出血被送到医院进行抢救,病情稳定出院后,留下了肢体偏瘫的后遗症。罗大爷回家后,我院海旺社区健康服务中心接过接力棒,安排医护人员每周2~3次前往罗大爷家探望诊治,运用针灸、推拿等中医适宜技术为罗大爷进行康复治疗。

(三)悦读——简化转诊流程

更便捷、更高效是推进双向转诊进程的初心。对于转诊中出现的流程问题,我们致力于打造"患者转诊一站式服务"模式,以转诊单作为凭据,享受诊疗、取药、检查的优先权,减少患者在过程中排队等待时间。同时以信息化平台作为转诊途径,优化信息系统,使医院与社康中心的医院信息系统(HIS)实现数据对接,确保病历信息实时共享。如果患者在院内或任何一所社康中心就诊过,医生只要点击鼠标就可以查到该患者的相关记录,包括入院出院时间、入院时的诊断、检查和化验结果、会诊情况、治疗记录等,避免因重复检查导致的医疗资源浪费及患者不必要的就医费用,使医生对转诊患者健康状况有了更加全面和细致的了解,便于转诊患者转诊后快速进入治疗阶段。

使转诊流程趋于扁平化,不仅要在医院与社康中心架起桥梁,更要设好"路标",即做好转诊的指引服务。由客户服务中心承担起"路标"的工作,向社康中心均派出驻点导医人员,与总院客服中心紧密联系,为患者全方位服务,弥补转诊中间环节漏洞,形成转诊循环圈。

(四)续写——贯穿疾病始终

双向转诊在整个运作体系中,不仅使综合医院与基层医院关系平等、优势互补、各施所长,也让患者享受到全程化、无差别的医疗服务,对于疾病的康复起着决胜性的意义,也是医学人文时代医疗内涵建设的关键。落实分级诊疗,还需考虑如何消除患者对于转回社康中心的疑虑。如下转社康中心医疗技术水平是否能够延续之前治疗、是否影响后期康复等。

为了解如何恰当地解决患者疑虑,我们进一步延伸了服务链条,对于重症患者的后期治疗持续跟进,做好诊疗评估;轻症患者采取随访治疗,重症搭设家庭病床,使患者乐于接受双向转诊模式。更重要的是,发挥中医特色诊疗模式,拓展中医适宜技术,深入疾病发生发展的每个阶段,尤其是在社康中心渗透"未病先防、既病防变"的治未病思想,把居民健康保健放在首位,其次予以治病,再次予以转诊,全面提高居民身体健康素质,真正做到贯穿疾病始终。

案例:2017年初,63岁的刘老因车祸致伤左腿大量失血,于我院骨伤科急诊手术,成功保下左腿。病情稳定后1周,骨科主任和管床医生建议她出院,由我院凯旋社康中心建设家庭病床进行康复治疗。其儿子说:"刚开始还有点担心,后来发现宝安中医专家团队经常到家里来查房,做各项康复功能训练,现在心里非常踏实。"

三、成效

患者及时"上移"、合理"下沉"的双向转诊模式,提高了医疗资源的使用效率,节约了医疗成本,降低了患者治疗费用,赢得了社会越来越广泛的认可。从2016年实施本方案开始,转诊提交和接收人次明显上升,患者等候时间不断缩短(图3-5-1~图3-5-2)。

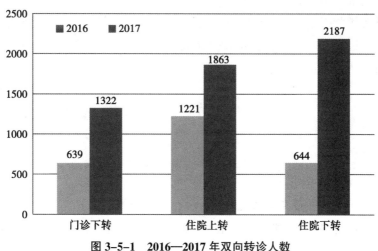

图 3-5-1　2016—2017 年双向转诊人数

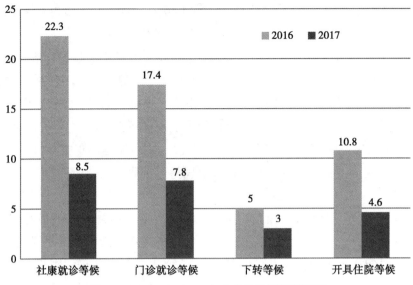

图 3-5-2　2016—2017 年患者转诊后等候时间

从转诊人数情况来看,2017 年转诊人数较 2016 年提升明显,尤其是下转人数。打破"下转上"的制式化转诊,以"上转下"不断促进社康中心诊疗能力,使优质医疗资源不断下沉,初步形成合理的分级诊疗结构,给予患者科学、合理的就医途径。

随着转诊途径的改变、医疗质量的提升、排队时间的缩短,社康中心的评价从 2016 年的 80.23 分提升到 2017 年的 85.50 分。从实践来看,双向转诊是推进医院全面发展的重要途径,有效实现了各级医疗资源的最佳配置,节省了大量时间和费用,改善了患者就医体验。在未来,我院将继续完善各项措施保障双向转诊的有序开展,逐步实现"下转有制度、专家来评估、中医以养护、下转多回顾"的双向圆运动。

（编辑：郭　晞　赖光强｜审校：夏　萍）

 专家点评:（翟理祥　广东省中医院党委书记）

　　由于双向转诊在就医观念、制度设计、政策支持等宏观与微观方面的激励性不足,以及职责不明、流程不清、信息不畅等问题的改进举措落实不到位,导致"双向转诊"在实际医疗环节中屡遭尴尬,患者普遍不愿到社区首诊,也不愿在综合医院康复到一定程度后转回社康中心,导致基层医院门可罗雀,综合医院人满为患,就算是医联体系统内部,双向转诊也流于形式,实现不了上下联动。深圳市宝安中医院(集团)针对从基层医院向上级医院转诊患者较多,而从上级医院向基层医院转诊的病人却很少的难题,通过"倾听、塑说、悦读、续写"系统化改进,摸清转诊需求、设计转诊制度、完善转诊流程和实现全程覆盖,形成良性循环,如同闭环的圆周运动,有效实现了医疗资源和利益的共享。

创新"分诊断单元"模式
打造服务品牌

钟运香　东莞市第五人民医院药学部秘书

苏剑华　东莞市第五人民医院团委书记

周巧宇　东莞市第五人民医院护理部副主任

尹霖　东莞市市属公立医院管理中心规划财务科副科长

罗钊华　东莞市卫生监督所公共卫生监督科副主任科员

一、背景

东莞市第五人民医院建于1954年,是市属三级甲等综合医院,暨南大学医学院附属东莞医院。历经60余年沧桑磨砺,几代医务人员奋发努力,医院已发展成为环境优美、设备精良、技术力量雄厚,集医疗、急救、教学、科研、保健、康复、健康管理、中医、医疗保障等功能于一体的东莞市区域性医疗中心。

医院药学部积极创新工作模式、针对传统综合服务模式下存在流程烦琐、管理欠佳、差错较多、效率低下等突出问题,以优化流程、精细管理、准确调剂、提质增效、持续改善、建立长效机制为出发点,运用科技创新,自主研发信息系统,实现了从"以药品为中心的保障供应型"向"以患者为中心的药学服务型"转变,创立了"分诊断单元"服务模式,打造了"十分钟精准取药"服务品牌,有效地提升西药房的药学服务水平。

二、做法

(一)针对问题,调研分析

针对药学服务中的问题,结合医院实际情况,医院药学部采取现场问卷调查和电话回访等形式,对药学服务的各环节深入调研,并借助医院信息系统

（HIS）的分析,发现西药房服务主要存在以下问题:

（1）医院原电子处方系统是随机平均分配电子处方,无法自动识别优先服务的患者,工作效率低。例如:应当优先取药的患者或者急症急需用药的患者在缴费后,需向窗口药师提交相应的急诊证明或证书（残疾证或军人证书）,药师需从大量的处方中手工找出相应的处方,才能给予优先取药的患者配药,此流程费时且不顺畅。

（2）电子处方无自动分配窗口,即电子处方系统无法提前指引患者到相应窗口取药,患者缴费后,要对取药的全部屏幕窗口进行查找,逐一寻找自己的名字。

（3）电子处方没有合理的分类识别打印功能,常常出现一些电子处方延时打印的现象;药房人工操作环节多,需要人工分配电子处方,增加了分配电子处方的时间,导致增加了人力成本。

（4）物品没有实行定位管理,没有专人负责,药架摆放较乱,调剂台未能摆放在最佳位置,药品的位置经常改变,高峰期特别容易忙中出错;药架、药品和打印机等摆放不合理,需要增加一名后台药师,才能保证当班调配处方的药品供求工作,增加了调配工作量和人力成本;工作流程不清晰,容易导致药师们精神不集中、工作状态欠佳,更加容易出现药品品种差错和数量差错。

（5）没有专人处理不合格的处方,对于不合格处方的处理,各药师的处理标准不统一,耗时耗力,影响了发药的速度,降低了发药的工作效率,导致患者不满意。

（6）药房原实行传统的排班制,设立同等数量的班次,没有体现新老搭配,没有设置机动组,安排太过于固定、呆板,不能发挥每名药师的特长,不能有效运用人力资源和时间,导致高峰期没有及时调动到充足的人力,突发情况不能快速调整人员、及时应急反应,工作低峰期又导致人力浪费。

（7）培训管理工作欠规范,对新入职员工系统化培训不足,工作程序标准缺乏同质性,导致新入职员工工作效率低下和差错发生率增高。

（二）采取措施,持续改进

1. 完善智能化流程

（1）系统自动识别优先患者享受优先服务:从服务的开始就设计好为患者服务的流程,在挂号录入患者相关信息后即可关联,交费后,HIS自动分配到优先窗口（党员先锋服务岗）,患者只需要坐在候药区稍等片刻就可享受优先取药的服务。

（2）候药按诊断定窗口，分类配药发药：当患者就诊交费后，HIS会"分诊断单元"分配窗口打印，并在发票左下角显示取药窗口。

（3）配药操作窗口标准化配备，程序化操作：每个窗口均配备2台电脑、1台打印机、1台标签机、2台条码扫描器和2位药学人员。处方自动打印出来后，由专人对处方进行调配。药品到达调剂台后，药师进行"四查十对"，在调剂完成后再次核对，确保药品的准确性。同时，在候药区设置了临床经验丰富的用药咨询药师，为患者提供详细的用药咨询服务。

2. 开展精细化管理

引进6S管理，实现"安全管理常态化、现场管理规范化、流程管理标准化、标识管理统一化、人员管理制度化"。对西药房进行科学分区，减少调剂区药品的种类与数量，合理布局，重新规划了药架摆放，让药房药品摆放井然有序。实行库位码管理，定位置、定基数，在药品管理最小库存与满足临床需要间取得平衡点，不仅科室面貌焕然一新，而且药房空间利用率大大提高。实施6S管理后，团队做到提前10分钟上班，下班前15分钟整理药架、补充药品，并做好窗口"三包"工作，保证药房高效运行。

3. 实施精准化调剂

采用回顾性研究的方法，处方事前干预、事后点评结合，调剂系统智能提醒易混淆药品、药品配伍禁忌，确保患者得到正确诊断、正确时间、正确药品和正确剂量的"四正确"服务。在实施"分诊断单元"服务后，处方事前干预成功率从61.34%提升到92.64%，有效促进临床用药的合理性，确保患者得到安全、有效、合理的药品治疗。

4. 采取高效化配置

（1）根据每名药师的工作能力强弱不同，安排不同班次，运用大数据分析，进行弹性排班，灵活调整人员结构，使工作有条不紊，保证药房高效运作。

（2）西药房严格落实三级责任制（A班—组长—分管副主任），层层落实，层层把关，责任到人，责任到岗。

（3）设立机动组，每天安排1~2名机动人员，1名用药咨询师，增设了现场协调处理班A班与现场处方点评师。A班人员重在与患者、医师、护士进行沟通，把问题、矛盾解决在萌芽阶段。现场处方点评师重在对不合理的处方进行科学准确判断，分情况给予处理。例如，当调配人员发现问题处方当即反馈现场处方点评师，现场处方点评师查找相关的文献资料后反馈给A班处理，暂无文献支持的，反馈给药学部，药学部处理意见反馈给药房组长进一步处理。

5. 强调标准化管理

以"标兵药房"为目标,以贯彻 ISO9001 质量管理体系标准为载体,严格按照体系文件要求和规范,实现西药房全过程管理,结合西药房实际工作,制订了药品、计算机等管理制度。建立了药品验收记录、特殊管理药品安全存放检查记录、调剂室温湿度记录、冷藏箱温度记录、药房环境卫生检查记录、药品有效期登记、不合格处方登记、调剂差错登记等 20 多项管理记录。

6. 重在持续化改善

PDCA 循环不断持续改进"分诊断单元"服务模式,提高服务质量。具体经验做法是:一是培训学习制度化;二是对西药房岗位职责、操作流程程序化;三是现场管理开展常态化;四是对药品有效期质控和药品标识管理标准化;五是现场点评师处方干预处理规范化。西药房分别对质量管理、优质服务等应用 PDCA 循环持续改善。

三、成效

医院药学部创新性地将 ISO9001 质量管理体系应用到医院药事服务中,实现了"目标管理"到"过程管理"的转变,无论是社会效益、业务效益,还是人才效益、品牌效益方面都取得了良好成效。优化了药事服务流程,减少了配药差错,促进了患者用药的合理性、安全性和有效性,给患者提供安全、优质、高效的药事服务,提高了患者满意度,提升了医院药事服务的质量,增强了医院的综合管理能力和竞争力。

1. 缩短群众候药时间,减少调剂差错

药学部把"分诊断单元"服务模式与党员先锋服务岗有机结合,使患者平均候药时间缩短至 8.7 分钟,打通了方便群众就医看病的"最后一公里"。处方合格率高达 99%,发药差错率为零,患者就诊综合满意度不断上升,西药房"十分钟"优质服务得到群众一致好评。第三方调查中,患者满意度达 98.6%,得到了《信息时报》、东莞市电视台等市内外多家媒体广泛报道。

2. 提高了工作效率,规范了药事管理

在"分诊断单元"服务模式下,一组调剂台只摆放该"诊断单元"所需的药品,药品的种类减小而数量增加,满足较长时间调配需求;合理规划货架的药品摆放,把该"诊断单元"的常用药品放置在最方便的位置,减少配药走动;同时每个窗口的"诊断单元"与用药情况相对固定,降低了审核处方的难度与调配的强度,较大地降低了药师的工作压力,有效减少了调剂差错。

3. 提升了团队的凝聚力,激发了团队工作的热情

团队努力打造"学习型"团队,设立学习书吧,为员工学习提供一个良好的环境。每月精讲,季度考核,年度技能大赛,不断提升理论和业务水平。"公立医院门诊西药房分诊断单元服务与综合服务模式效果研究"获得2015年东莞市科技计划医疗卫生类科研立项,"西药房创新'分 – 全带教'与传统带教模式效果研究"获得2016年东莞市科技计划医疗卫生类科研立项。团队多次主办国家和省市级研讨班,分享"分诊断单元"服务经验,目前国内已有3家医院正在试运行该服务模式。同时,也吸引了省内外同行前来参观学习百余次,"分诊断单元"服务经验得到推广运用。

4. 社会给予高度评价,获得各级部门的高度肯定

"分诊断单元"服务流程通过ISO9001国际标准认证,获得实用新型专利1项;"分诊断单元"服务科研主持人荣获省最美药师"安全大使"单项奖;"分诊断单元"Ser圈在省品管圈大赛中荣获优胜奖,西药房成为了优质服务示范基地,2015年西药房荣获"省级青年文明号"荣誉称号,这是东莞市首家荣获此荣誉的西药房。

大音希声,大爱无痕,团队用爱心去服务每一位患者,在平凡的岗位上创造了不平凡的业绩,用严谨求实的工作态度去谱写生命的乐章,用百密无疏的行为准则铸就服务品牌,为群众创建了一个放心、暖心的药学服务之家。

（编辑：徐海峰　郝琳慧　夏　萍|审校：翟理祥）

 专家评析：（王光明　中国科学院大学深圳医院副院长）

如果没有延伸的诊后服务的话,药房确实是医院患者流程的"最后一公里"。但这患者流程的最后一步,常常被院管理层忽略,尤其是有些地区已经实行药品"零加成"之后,药房突然由"利润中心"变成了"成本中心",各种釜底抽薪,各种削减成本便应运而生。药房不仅得不到管理层的重视,人财物的配备都明显少了,投入少了,人才跑了。有些地方医院干脆把药房"外包"甩出去了。"外包"方还要向医院交纳费用,医院的改革之举"榨干"了药品在医院的最后一丝利润,此举从医院经营的角度是无可厚非,但想要得到优质服务的,恐怕是要"南辕北辙"了。东

莞市第五人民医院从药房的精益管理入手,问题找得很准,办法也很切合实际,最后的效果也是令人信服的,事后的巩固也做得很好。这是一个标准且完整的精益管理案例。尤其是把挂号优先、就诊优先的对象,延续到取药优先,以及分诊断单元去摆药、发药,以此来提高速度,减少差错,思路放得非常开,也只有真正发自内心地以患者为中心,才能有这么好的想法和做法。

多少年来,中国的公立医院都是在粗放经营,通过扩大规模获取效益的提升,当有一天,我们的规模不能再扩大,精益管理之路就成了我们的必由之路。

创新义工管理模式，
提升医疗服务质量

王双苗　广东医科大学附属医院副院长

陈艳舒　广东医科大学附属医院社会工作部副部长

简璐诗　广东医科大学附属医院社会工作师

一、背景

医务社工、志愿义工服务被作为"构建健康和谐的医患关系"的一种重要手段。近年来，医务社工和志愿义工在全国各地都得到了很好的发展，作为医患关系的"润滑剂"发挥了巨大的作用。尽管医务社工和志愿义工得到了长足发展，但很多时候都是以"学雷锋、做好事"的方式开展，服务流于形式、运动式、短期化，出现"雷锋叔叔三月来了四月走"的现象。

2015年，国家卫生和计划生育委员会颁布的《进一步改善医疗服务行动计划》文件中明确提出将促进社工志愿者服务纳入改善医疗服务十大计划之一，要求加强医院社工和志愿者队伍专业化建设，逐步完善社工和志愿者服务。2016年，中央八部委联合发文《关于支持和发展志愿服务组织的意见》，从国家政策层面支持志愿服务组织的发展。

如何有效整合医院资源，发挥医科大学附属医院的优势，创新义工管理模式，成为广东医科大学附属医院创新服务管理的一个重要手段。2011年12月5日，广东医科大学附属医院创建了全国首家义工"幸福银行"，在院党委的关心支持下，组织动员广大青年在支援临床、服务患者、科普宣教、助力扶贫、应急抢救等领域积极开展义工志愿服务，旨在履行医院的社会责任。医院在开展医务义工服务过程中，不断实践，不断探索，逐步摸索出一套医务义工管理的长效机制。

二、做法

（一）服务辐射每个有需要的角落

义工在院内开展的患者服务有：①"医"路有我：导诊陪护服务，为患者提供导医导诊、医疗咨询投诉、文明礼仪督导、简易生活护理、出院后回访等服务。②"肾"我相知：透析陪护服务。③"医线通"热线：门诊预约诊疗服务。此外，还负责将收集的患者意见和建议及时反馈给医院，以便整改落实。④特色的病友会：覆盖到 21 个不同专业的科室，帮助各类患者。

义工在院外开展的社区服务有：①助力健康扶贫计划：进入城市社区、农村乡镇、学校、企业等，对广大城乡居民开展义诊、健康教育、咨询等服务；②义教支持活动：深入城乡残疾人康复机构或残疾人家庭，开展康复辅导等服务；③圆梦计划：深入城市或农村居民家庭，对癌症晚期患者、慢性病患者、长期卧床患者及其家属进行生活照料和康复辅导；④省运会、援非援藏援疆医疗队：积极参与各类重大活动、重要会议和大型赛事，担当医务保障志愿服务。其中，急救知识巡回宣教行动启动 3 年来，共计开展了 27 场科普宣讲，范围涵盖机关、校企、社区及扶贫村等，受惠人口近 11 000 人次。

7 年来，义工开展临终关怀达 4733 人次，足迹遍布湛江各县市及乡镇，收到了良好的社会效益。同时，义工还协同区域内其他公益组织开展各种主题性活动，如国际志愿者日、爱眼日、全国抗癌日、母乳喂养日等。仅 2018 年，已开展主题活动 235 次，服务群众约 60 000 人次。

（二）立足自主培养医务社工

近年来，依托高等医学院校背景及医学专业优势，"幸福银行"立足于自主培养医务社工，打造了一支以专业医务社工为指导、以医学系/社工系大学生义工为主体、医务义工及社会义工相互交融的医务社会工作队伍，建立了省内首创的"1+4"五工联动医务社会工作模式（医务社工＋学生义工、党员义工、医务义工、社会义工），成功塑造了义工"幸福银行"这一本土医务义工服务品牌。

医院通过与广东医科大学人文管理学院建立合作关系，聘请社工专业教授作为指导老师，培养专职医务社工为义工培训师，加强医务社工队伍建设。通过双边共建社会工作人才培养基地，使社工系与临床医学系学生在见习、实习过程中相互学习和成长，对促进医学人文教育具有重大的创新意义。通过医务社工服务基地的建设，把社会工作理念和方法融入义工服务与管理的各个细节,提高义工服务的专业化水平,同时也将医学知识及简易操作贯穿至社工培训课程中,建立了完善的义工培训体系及支持机制。

（三）构建系统化管理机制

义工"幸福银行"已经建立并完善了招募登记、岗前培训、人员管理、后勤保障、服务评估、绩效兑换等一系列工作制度。

1. 创新"可储存、可支取、有利息"的服务绩效兑换机制

（1）**时数存储**:义工"幸福银行"的核心在于"奉献—回报"间的良性循环,以"银行"特有的"储蓄"功能,让义工把服务时间存入"幸福银行",当义工或其亲属有需要时,便可享受对等的服务。

（2）**幸福兑换**:义工"幸福银行"能"存钱",亦能"取钱"。当义工们每次参加公益服务完毕后,服务的时间将被记录到自己的档案——"幸福存折"。根据义工星级等别及类型,可具体兑换相应的项目。另外,义工亦可指定"受益人"享受其服务时数所兑换的回馈,将自己累计的服务时数"转赠"给"受益人"（图 3-7-1,图 3-7-2）。

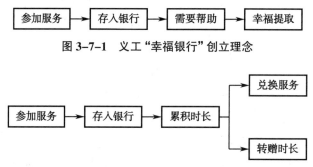

图 3-7-1 义工"幸福银行"创立理念

图 3-7-2 义工"幸福银行"运行（存取）路径与模型

2. 规范医务义工工作服务标准

根据志愿服务项目,对所有义工开展岗前培训、阶段性培训、临时技能培训,按要求安排服务时间和服务项目,有效衔接志愿者、服务对象和活动项目。同时,对义工服务实行常年开展、常态管理。加强对义工服务督导,实行动态管理,履行义务不到位的及时调整,持续改善志愿者服务质量。

3. 创新三线城市医务义工的组织模式

除在医院内开展服务,义工"幸福银行"还将服务范围辐射至区域内社区、福利院、特殊学校、中小学、企业、政府机关及扶贫村等,初步构建了院本部、高等医学院校、社区或企事业单位的三级医务社会工作服务网络。通过

"1+4"五工联动医务工作服务模式的开展，探索了位于三线城市的公立医院，在政府投入不足的情况下，如何发挥主观能动性，自主培养医务义工队伍，为本省粤东、粤北地区三线城市医务社会工作的更好发展提供了现实可行的实践经验。

三、成效

自义工"幸福银行"成立以来，累计注册义工4210人，建有18支服务队、27个院内外服务站（服务基地），已服务患者超过30万人次，服务总时长超过11万小时。打造了"杏林服务队""健康促进社""急救服务队"等一大批在区域内具有一定影响力的实务义工服务队伍。2016年，组建义工"幸福银行"党支部。2017年始，义工"幸福银行"积极响应国家"大健康"战略部署，深耕健康城市建设、促进医学传播等领域。以广东医科大学为学术支撑，全国首开"医学传播学"课程；致力培养医学生医学传播素养，创建义工"幸福银行"医普惠明工作室；积极推进健康城市建设，联合当地市政府，成立湛江市创建省健康城市义工幸福银行服务队。通过不断科普及传播医学知识、提供专业医疗周边服务，开展医患沟通、化解医患矛盾，义工"幸福银行"日渐成长为协调紧张医患关系的"润滑剂"。在坚持不懈的努力下，医院的门诊患者和住院患者投诉量逐年减少，患者满意度持续提升。

成立至今，"幸福银行"紧贴医院发展需要和顺应社会的发展，在化解医患矛盾、提高患者满意度、提升医院服务质量等方面做了大量工作，赢得了社会各界的赞誉。中国新闻网、人民网、腾讯网、新浪网、雅虎网等20余家媒体曾以义工"幸福银行"为题进行报道。2015年，义工"幸福银行"发展事迹《全国首家义工"幸福银行"在湛江启动》一文被载入由广东省政协征编的《敢为人先——改革开放广东一千个率先》大型文史资料中。2016年获湛江市工作技能大赛第一名；同年10月获第四届"医院内涵建设与运营管理大会之寻找最佳医疗实践活动——2016年全面优质服务管理擂台赛"第一名、最具行业价值奖。同年7月，时任中央政治局委员、广东省委书记胡春华视察湛江时，广东医科大学党委书记、校长卢景辉曾就"幸福银行"开展情况进行汇报，该工作得到了胡春华书记的肯定。2017年，义工"幸福银行"党支部切实发挥出基层党组织在社会志愿服务工作中的引领作用，获受中共广东省委教育工作委员会命名的广东省高校"学习型、服务型、创新型"党支部；助力医院荣膺"2017健康科普先进奖"；获"2017年度改善医疗服务示范医院"，和谐医患工作荣获"亮点创新工作经典案例",被收录入《2017 年和谐医患亮点推荐及宣传展示活动资料汇编》;获"最具影响力优秀医务社会工作单位"荣誉称号;获 2017 年广东省学雷锋志愿服务先进典型最佳志愿服务组织,"三下乡"新媒体公益传播力表彰活动"最美中国发现团队奖"等。2018 年,义工"幸福银行"人文关怀工作获得认可,助力医院被国家卫生和计划生育委员会评为全国优质服务(加强人文关怀)示范医院。同年 8 月,义工"幸福银行"党支部获广东省委教育工作委员会立项为广东省党建工作样板支部。

未来,义工"幸福银行"将会继续坚持"勤储爱心,乐享幸福"的宗旨,"助人为乐,助人自助,利人利己"的理念,"人人享有健康"的宏伟目标,积极响应国家建设"健康中国、健康广东、健康湛江"的重要战略部署,着力于"银行"的特色功能,以公立医院为主体,以高等医学院校为依托,以提高全民健康素养为目标,团结社会各界力量,充分发挥义工"幸福银行"平台和资源优势,着实开展各项社会志愿服务工作,努力实现优化升级,在改善医患关系、提升医疗服务质量、促进健康知识传播,尤其是在医疗志愿服务、健康科普教育以及健康城市等研究领域上,实现新的突破。

（编辑：夏 萍 陈书人 杨伟琪丨审校：翟理祥）

 专家评析：（温伟群 原广东省卫生和计划生育委员会副巡视员）

广东医科大学附属医院创建的全国首家义工"幸福银行"确实给人耳目一新之感,其借鉴银行"存"与"取"的功能发挥义工的作用,将"奉献—回报"体现得淋漓尽致——既能奉献他人,又能回报自己,还能转赠他人。这一利人利己的理念促进了义工工作的良性循环,很好地践行了上一个三年"改善医疗服务行动计划十大目标"中的"加强社工服务"。义工"幸福银行"依托广东医科大学这一高校优势,首创"1+4"五工联动医务社会工作模式,加强学生的医学人文教育;首开《医学传播学》,培养医学生传播素养,促进医患和谐沟通。希望义工"幸福银行"对照《广东省进一步改善医疗服务行动计划实施方案（2018—2020 年）》,再接再厉,服务湛江,辐射周边,再创义工工作新辉煌!

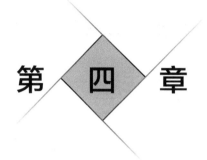

第 四 章

优质服务的专科解法
——打造医院特色

要点

深挖患者需求

紧抓服务痛点

开展专科服务

打造医院特色

创新机制　提高基层中医药服务能力

马哲河　广州市海珠区中医医院院长

陈训梅　广州市海珠区中医医院基层指导科副科长

陈晓江　广州市海珠区中医医院基层指导科干事

一、背景

国家中医药管理局于 2013 年 7 月 31 日印发《中医药健康管理服务规范》(下称《服务规范》)；同年,国家卫生和计划生育委员会将中医药健康管理项目纳入国家基本公共卫生服务项目。2014 年,广州市卫生和计划生育委员会(现广州市卫生健康委员会)将中医药健康管理项目纳入广州市基本公共卫生项目,并采取一系列措施着力提高中医药基本公共卫生服务质量。

为响应国家关于基层中医药服务的政策,坚持中西医并重,传承和发展中医药事业,加强基层中医药建设,提高海珠区整体中医药服务能力,针对广州市海珠区无二级甲等中医院,中医人才缺乏,中医药整体服务能力不足等现状,2013 年由广州市海珠区人民政府对区内的中医资源进行整合,重组广州市海珠区中医医院；同年成立由海珠区卫生和计划生育局(现海珠区卫生健康局)和海珠区中医医院联合管理的基层指导科,负责海珠区的中医药管理和技术指导工作,全力推动海珠区中医药事业的发展。基层指导科的建立保障了海珠区基层医疗服务机构的中医药培训、指导工作的有序落实,使海珠区中医药服务能力得到大幅提高。

二、做法

为了提高全区的中医药服务能力,海珠区中医医院基层指导科在区卫生和计划生育局领导、院领导悉心指导下,制订年度工作计划、工作目标,以提高中医药服务能力、更好服务居民为宗旨,对全区的基层医疗机构中医药服务进行管理。

（一）搭建管理架构

成立基层指导科,由院长直接领导基层指导科,办公室设置在院医务科,聘请副主任中医师、主治中医师专业技术资格的专职人员推进工作,技术力量强大,形成院长、医务科、科室三级管理体系。

（二）深化管理机制

2014 年广州市卫生和计划生育委员会将中医药健康管理项目纳入广州市基本公共卫生项目,针对该项目,海珠区卫生和计划生育局委托海珠区中医医院基层指导科负责,医院领导高度重视,成立以院长任组长的领导小组,制订工作方案。基层指导科制订海珠区社区卫生服务中医药健康管理考核标准,按照考核标准进行日常工作指导。

1. 日常管理

基层指导科每季度定期到各社区卫生服务中心,对老年人、0~36 个月儿童中医药健康管理具体工作进行指导,细化管理流程,及时发现管理记录表的漏项、错项,指导更正错误。基层指导科将《中医适宜技术操作规范》整理成电子版挂网,要求各社区卫生服务中心按规范进行中医适宜技术服务,针对日常工作中发现的问题及时给予技术指导。建立 QQ、微信群,邀请全区的中医药健康管理专责人员及各单位的具体工作负责人入群,便于实时更新工作进展,掌握上级文件精神,交流工作经验,解决疑难问题,动态掌控全区中医药健康管理工作,力争做到当天问题当天回复,绝不拖延。

2. 年度考评

根据《服务规范》制订考核标准,由副高级职称以上的中医师、基层指导科成员组成长期固定的专家组,对上级政策进行及时追踪、解读,掌握政策信息,明确工作目标;每半年对各单位中医药健康管理工作进行年中、年终督导,对于督导中发现的问题进行现场细心解说,耐心听取专责人员的诉求,一起分析原因,并提出切实的整改意见,形成有效的管理机制。

（三）强化能力培训

服务能力提升是提供优质服务的基础。为了进一步提高中医药服务能力,海珠区中医医院基层指导科每年定期开展理论及实践学习,每年举办"中医适宜技术培训班""海珠区中医经方研讨班",邀请广东省中医院、广州中医药大学附属第一医院、广州市中医医院的知名中医专家教授及广州市名老中医,为我区的中医骨干、西学中人员授课,受训人员范围覆盖全区基层医疗机构,每年培训 1500 余人次,使基层医疗机构人员巩固了临床理论实践知识,了解中医药临床诊疗的前沿技术发展动态,为持续提升中医药服务能力注入了动力。

举办"中医药健康管理项目培训班",参加培训人员覆盖全区 18 个社区卫生服务中心、8 个独立站的中医药健康管理人员、老年人健康管理人员、儿童保健管理人员,针对国家中医药管理规范制订培训课程,邀请知名专家授课,详细讲解中医药健康管理操作方法、实践技能,实时了解国家中医药健康管理最新动态。培训结束课程考试全部合格,发放合格证书。对于不合格的人员另外补课,单独讲解,直到考试合格,每年参加培训 300 余人次。

(四)完善培训设施

为进一步提高海珠区中医药服务能力,充分发挥中医药适宜技术在基层卫生工作中的优势和作用,海珠区中医医院在 2016 年初积极准备中医药适宜技术视频网络平台基地的筹建工作,经过多方努力筹措资金,海珠区中医药适宜技术视频网络平台基地于当年 10 月中旬在我院建成、通过验收并投入使用。

视频网络平台基地的建成,为我区各医疗机构与国家、省、市各个机构之间的远程视频会议、医学交流、中医适宜技术培训等提供了交流平台。每周通过国家中医药适宜技术推广视频网络中心现场直播平台,学习名老中医临床经验、中医优势病种临床路径和诊疗方案、中医药技术、优势病种中医护理方案、中成药合理使用、中医诊疗设备操作、远程会诊典型病例、中医医院管理、高危人群中医干预方案等内容,形成中医药适宜技术推广长效机制,充分发挥中医药适宜技术在基层防治常见病、多发病中的推广优势和作用,对提高全区的中医药适宜技术水平起到巨大的推动作用。

(五)推进服务建设

中医诊疗服务区在很大程度上对中医药服务能力起着重要作用,为了进一步改善就医环境,弘扬中医文化,快速提升海珠区的中医药服务能力,基层指导科在 2015 年初开始重点推进辖内各社区卫生服务中心中医诊疗服务区建设。基层指导科下各社区卫生服务中心进行实地调研,组织中心领导、中医药专家、专责人员深入讨论,对场地选择、诊间设置、设施布局等全方位细节综合考量,针对每个社区卫生服务中心"量身定制"切实可行的建设方案,并实时跟进建设情况,及时提出整改建议和优化措施。截至 2017 年底,全区 18 个中心全部基本建成中医临床科室集中设置、多种中医药方法和手段综合使用、中医药文化氛围浓郁并相对独立的中医药综合服务区,居民可以在中医诊疗服务区享受到中医全方位的服务,实现了简化居民就医程序、缩短居民就医时间、提高居民就医效率的目标,在2017年度居民满意度调查中取得了良好效果,满意率达90%。

(六)加强信息建设

服务能力的提升离不开信息化。2015年基层指导科积极推进老年人中医药健康管理、0~36个月儿童中医药健康管理信息化建设,多方参观调研,向先进单位学习,经过总结分析,不断探索,基本建成了集合健康小屋信息、中医体质辨识信息、中医体质辨识自助终端信息、慢性病信息管理为一体的信息管理平台,实现中医药健康管理服务全面信息化管理。

以体质辨识自助终端服务为例,居民只需在中医体质辨识自助终端按答卷提问输入相应数据,体质辨识系统通过数据分析得出体质类型,并将相关结果及干预措施发送给慢病系统,医师通过慢病系统获得居民体质信息,并据此做出个性化的中医药健康管理指导,不仅大幅提升了工作效率,也使居民享受到了更便捷、更贴心的中医药健康管理服务。

慢病系统同时开发了0~36个月儿童中医药健康管理功能。社区儿童在做儿童保健时,儿保医生会同时告知家长关于儿童的饮食及穴位保健知识,手把手地教会家长穴位保健,并将信息及时记录在儿童中医药健康管理系统中,后续随诊可随时查阅。同时,通过微信平台定时推送儿童中医药保健知识,指引家长如何运用中医药保健的方法做好儿童饮食起居的健康管理,对弘扬中医文化、增进居民对中医药保健常识的了解、提高儿童身体素质起到了巨大的帮助。

三、成效

通过4年坚持不懈的努力,海珠区的中医药服务能力得到大幅提高,在2015、2016、2017年度广州市社区卫生绩效考评中,海珠区中医药健康管理项目连续3年获得满分成绩。具体体现在以下几个方面:

(一)中医医疗服务资源配置全面优化

实现"健康小屋""中医诊疗服务区"建设在社区卫生服务中心全覆盖,使全区的基层医疗机构均能为居民提供优质的中医药服务,加速推动了区内中医药服务向着基本卫生服务的公平性、可及性及均等化的目标发展。中医药健康管理项目实现全面信息化,不仅提高了工作效率,而且节省了人力成本,促进了海珠区中医医疗服务资源的优化配置。

（二）中医医疗技术服务能力不断提高

全区的基层医疗机构均达到服务规范要求的中医临床医师配置人数,执业中医师比例由 2013 年的 12% 上升到 2017 年的 25%,每中心至少配备了 2 名中级技术职称及以上的中医师,从医疗人力配置上保障了基层医疗机构的中医药技术服务水平。各社区卫生服务中心开展的中医适宜技术服务不少于 6 项,运用中医适宜技术治疗常见病、多发病取得满意疗效。

（三）中医医疗服务特色优势充分发挥

全区社区卫生服务中心开展中医"治未病"服务,定期开展体质辨识和保健指导门诊,引导居民树立健康的生活理念,内容涵盖情志调摄、饮食调养、起居调摄、运动保健、穴位保健的方方面面,获得居民广泛好评;完善药品目录并升级延续性服务,全区社区卫生服务中心中药饮片配置均达到要求的 300 种以上,中成药配置达到要求的 50 种以上,并为患者提供付费代煎药服务;部分社区卫生服务中心还配置了中药膏方制作机、中药颗粒调配机,满足患者多样化的需求,提高了患者服药的依从性,受到青年人的欢迎。

（编辑：郭 睎 赖光强｜审校：夏 萍）

 专家点评：（翟理祥 广东省中医院党委书记）

广州市海珠区政府委托广州市海珠区中医医院成立由海珠区卫生和计划生育局和海珠区中医医院联合管理的基层指导科,负责海珠区的中医药管理和技术指导工作,这一做法在顶层设计和制度安排上体现政府对中医药工作的重视,通过发挥基层指导科的管理职能,在管理架构、管理机制、管理模式和管理方法等方面做了有益的探索,侧重对辖内医疗机构开展中医药适宜技术培训、对辖内的社区卫生服务中心进行中医药服务技术指导、制订考核标准并定期考核,有效促进了海珠区整体中医药服务能力和服务质量的提升。对于社区卫生服务机构如何更好地满足社区中医药服务需求、营造社区中医药服务氛围、促进社区中医药服务发展提供了一个成功的案例。

科普管家助力健康管理

郑志德　佛山市南海经济开发区人民医院院长

冯威　佛山市南海经济开发区人民医院副院长

王丹萍　佛山市南海经济开发区人民医院宣传科科员

梁筠仪　佛山市南海经济开发区人民医院党政办科员

一、背景

全民健康是国家优先发展的战略,这个宏伟目标的实现需要通过开展形式多样的健康促进活动提高人们的健康素养,让人们树立健康意识,养成健康的生活方式,学会主动获取健康相关信息,并利用信息维护和促进自身健康,掌握自我管控健康的能力,从而预防和减少疾病的发生。

传统理念中,医生的职责更加侧重于诊断和治疗疾病,而忽略了帮助患者预防疾病、向患者提供健康促进知识和信息的职责。对于全民健康这项系统工程而言,仅依靠医生或护士进行健康宣教提升全民素养可能是不切实际的。提升全民健康素养需要在社会多方协作下,进行多样化多渠道的健康传播及管理创新模式的探索。传统的健康传播方式内容枯燥乏味、形式单一、宣教对象定位不明确、缺乏互动、缺乏多方提供、患者和群众的支持参与率低、患者依从性差,导致健康宣教效果不理想。如何走出这种困境? 我们大胆尝试科普管家模式。

二、做法

（一）科普管家走基层,积极主动拓宽健康管理辐射面

健康管理是指一种对个人或人群的健康危险因素进行全面管理的过程。我国十三五规划（2016—2020 年）之后提出"大健康"建设,把提高全民健康素质,提高健康管理能力和水平,实现全民健康放在国家战略高度。根

据《"健康中国2030"规划纲要》精神,群众健康将从医疗转向预防为主,因此,促进人民健康工作应从对人民健康影响重大的生活行为方式、生产生活环境以及医疗卫生服务等健康影响因素出发,坚持政府主导、调动社会、个人参与相结合,落实预防为主,通过帮助居民获取健康知识、理解健康信息和服务、选择健康生活方式、减少疾病发生,不断提高群众的自我健康管理意识和能力。

2016年伊始,佛山市南海经济开发区人民医院紧跟时代步伐,为深入开展全镇健康教育工作,从健康教育的源头——师资质量控制着手,在全院招募健康传播讲师,通过现场授课演示竞讲,筛选出29名讲师。同时,在全院各科室都设置1名科普顾问,共68人。师资团队由医生、护士、药师、技师组成(图4-2-1)。

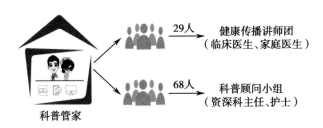

图4-2-1　科普管家解构图

目前,讲师团和科普顾问小组共同构成科普管家的核心团队。他们负责撰写科普文章,并在健康讲堂上与群众面对面授课,尤其是深入到村居,针对慢性病、非传染病患者,主动帮助他们组建自我管理小组,通过开展科普,患者在饮食、运动、药物服用、足部护理及血糖控制的自我评价效能等方面都有了明显提高。例如,以前的糖尿病患者都不重视疾病,不会管理,导致病情得不到有效控制,甚至恶化。但是,在科普管家的帮助下,他们学会了如何管理自身疾病,身体得到康复,还主动当起了半个老师(图4-2-2)。

与此同时,医院邀请专家定期举办培训课程(图4-2-3),主要内容有高血压患者自我管理、糖尿病患者自我管理、体质辨识方法、慢性病的综合防治方法、登革热辨别与预防、口腔护理、急救处理等健康知识与技能。不同以往,医院主动与多方联系合作,专家宣教团队走进了厂企、村居、学校、机关,授课覆盖人群进一步扩大。同时,承担狮山镇健康体验馆中的健康讲堂平台课程,定期为市民授课,大大拓宽了健康管理知识传播的辐射面。

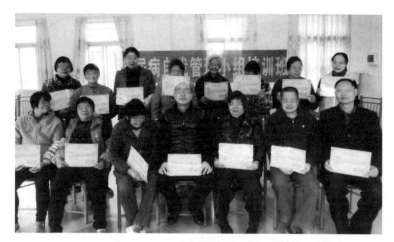

图 4-2-2　糖尿病自我管理小组培训班

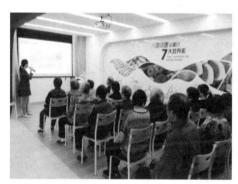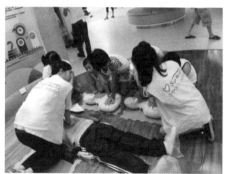

图 4-2-3　培训课程现场

2016—2017 年共开展公众咨询活动 311 场次,受教育群众累计达 18 434 人次;健康讲座 682 场次,受教育群众达 44 110 人次;院前急救技能培训 112 次,受教育群众达 14 234 人次,有效推动了人人参与、人人尽力、人人享有的健康共建共享理念践行。

(二)健康服务全链条,深耕细作提升健康管理效能

为大力提升健康管理效能,科普管家对患者实行 360 度健康服务全链条的深耕细作,包括院内、院外 360 度全面无缝对接,从院外的健康档案、科普推广、健康评估,到入院宣教、出院宣教、出院随访等,实现全时段管理。针对不同人群、不同病种,实现全人群管理。从以往只关注一个点,到现在关注所有点、所有环节,如此,形成一个 360 度的链条循环(图 4-2-4)。尤其重要的是,医院还通过门诊复诊、问卷调查、电话随访等方式,定期评估各环节的健康管

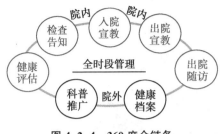

图 4-2-4　360 度全链条

理效果,最终形成健康管理的闭环。

例如,松岗一位 70 多岁的老奶奶,患有高血压。医院为她建立健康档案。护士上门做慢病随访,老人家一开始尤为抗拒,遵医行为很差,服药不规律,甚至出现嗔怪等不良情绪。但我们的护士没有退缩,不厌其烦,耐心开导,使其了解高血压疾病特征及坚持治疗的重要性。每季度一次上门为其测量血压,并时常打电话关怀老人家,询问服药情况、身体情况。老人家被她的毅力和关怀感动,心结得以解开,遵医按时服药,现在老人家的血压控制正常,逢人就竖起拇指赞扬医院的服务好。

（三）创新载体勤推送,寓教于乐提高健康管理水平

推广健康教育,一方面可以提升人们的自我健康管理能力,另一方面则可以让更多人了解一些疾病的早期发病特点及疾病本身的发展规律,能够对疾病有更加科学的认识,提高患者依从性,以便在治疗的时候能够更加配合医生的治疗方案,促进医患关系和谐发展。

医院的科普管家通过创新载体大力传播寓教于乐的健康教育,力求创新载体新颖生动、互动性强、精准传播。如创新搭建 317 健康宣教平台(图 4-2-5),住院后患者通过手机关注微信号,科普管家便会根据患者的病情,精准地向其推送与本身疾病相关的健康内容,及时满足患者对疾病管理知识的需求,有效提高了病人的依从性。自 2016 年开展以来,我们原创发布了 86 个课程,总推送量达到 29 183 次,总疑问量 259 次,总答疑量 236 次,共 3240 人受益,广受好评。

医院还开发了电视平台,通过 300 台电视机顶盒,在病房里播放科普视频(图 4-2-6)。内容包括趣味动漫健康宣教(图 4-2-7)、真人版康复操作训练示范、检查须知讲解等,这些视频生动有趣,寓教于乐。

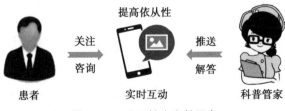

图 4-2-5　317 健康宣教平台

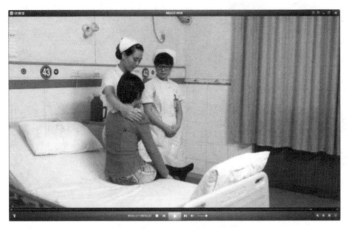

图 4-2-6　床边宣教视频

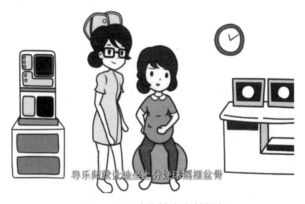

图 4-2-7　动漫健康宣教视频

医院的微信不做文字搬运工,注重原创。科普管家策划推出《杏林24招》《健康微讲堂》《药健康》等原创栏目;科普管家团队原创文章194篇,阅读量达10万人次。2016年,医院微信公众号排名进入全国县级医院20强。

我们还运用动漫、讲故事等方式进行科普。例如,在微信专栏《漫话健康》,其中一期内容是"宝宝流鼻血,如何应对"。动漫故事首先从一位张妈妈带着她3岁的宝宝来到南海经济开发区人民医院五官科诊治流鼻血的真实事例作引子,案例切入点贴近生活,具有普遍性,易引起患者共鸣。然后,由医学专家提炼出宝宝流鼻血的常见原因、常见误区、正确处理方法。全文以亲和的语气陈述,娓娓道来,既有故事性又兼备知识性,语言通俗易懂,凝练简洁,充满趣味,阅读量高达4915人次。

为达到高趣味可读性的目标,我们配备专业的漫画创作团队,针对常见原因、常见误区、正确处理方法,一一对应地精心绘制漫画,图文并茂,生动形象,使读者在趣味盎然体验中同时收获健康信息与健康自我管理技能;不仅阅读量攀升,许多群众积极转发、收藏,转发量高达732人次。

实践表明,恰当地选择日常交流的趣味话题进行科普教育,精工细作趣味动画,深受群众喜爱,而寓教于乐的微信宣教方式真正达到了深入人心的效果,让健康教育飞进千家万户。

三、成效

科普管家模式新颖,服务贴心,可让患者积极参与健康管理,使健康知晓率、健康素养水平、慢性病管理等等都得到有效提升。2017年高血压档案约23 488份,规范档案14 093份,规范管理率60%;2型糖尿病档案7218份,规范档案4784份,规范管理率66.27%。

我们通过问卷星平台,采用电子问卷调查形式,开展健康教育工作效果评价,了解社区居民健康知识知晓情况、健康行为形成率,结果参加调查人员764人,居民健康知识知晓率83.3%,行为形成率80%,健康素养水平14.2%,高于2016年中国居民健康素养水平(11.58%)。

科普管家模式获得行业认可。2016年我院被广东省卫生和计划生育委员会授予健康促进示范医院称号(图4-2-8)。该项目同年获得佛山市南海区医院管理创新奖,其中科普管家们编写的《杏林24招》(图4-2-9)获国家级优秀案例奖及南海区卫计系统宣传创新奖。科普文章也多次被省卫生计生、健康佛山、健康南海等微信平台转发,转发量达88篇,获得了较高的美誉度。

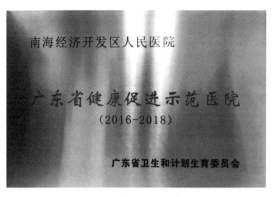

图4-2-8　广东省健康促进示范医院

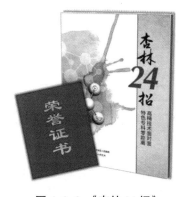

图4-2-9　《杏林24招》

此外,科普管家模式项目获得由广东省卫生经济学会卫生经济与文化专业委员会、广东省中医院联合主办的第五届"医院内涵建设与运营管理"大会之全面优质服务管理擂台赛决赛银奖。

(编辑:赖光强 郭 睎 | 审校:夏 萍)

 专家点评:(翟理祥 广东省中医院党委书记)

当前群众对健康问题的关注度越来越高,学习健康知识的积极性与日俱增;但由于缺乏科学的健康指导,自媒体平台养生保健误导层出不穷。佛山市南海经济开发区人民医院贯彻"健康中国"战略,针对传统的健康传播方式和健康宣教方式效果不理想的一系列问题,推行科普管家模式,在群众对健康的认知层面、态度层面和行为层面,打了一套组合拳:通过全员做科普,积极拓宽健康管理辐射面;通过打造360度全链条,全面提升健康管理效能;通过创新传播载体,切实提高健康管理水平,契合了群众的迫切需求,取得了良好的科普成效。

"探"中求索，提升 ICU 探视交待病情满意度

欧阳红莲　广东省中医院大学城医院 ICU 护长

冯维燕　广东省中医院大学城医院 ICU 护理组长

李健　广东省中医院大学城医院 ICU 科主任

一、背景

说到 ICU，不少人就会想到：危重的病人、忙碌的医护、封闭的环境。讲起探视，不难想象，家属在有限的探视时间里，除了看望患者，关心患者的生活起居外，还想看到患者有没有得到护士良好的照顾，也更想见到医生，了解患者的病情、诊断和治疗。而一提到医生，有过探视经历的人就会想到一个字："等"。家属等医生，护士去帮忙叫医生，结果是家属、医生、护士都不满意。那在这样封闭、限制的条件下，我们如何才能在探视时让家属更满意呢？

基于这些问题，我们采用精益医疗的理念、精益医疗改善的五大原则，来思考问题的解决方案，探索实践的可行性，并通过发放调查问卷，走现场、我们医护患共探讨，同思索、得出结论：我们要让封闭不封闭。让患者的封闭病情敞开，让家属的封闭之心打开，让封闭的环境变成开放的环境。通过改善提高家属探视期间交待病情的满意度，使医护患沟通更顺畅。

二、做法

（一）现场观察，寻找问题

2016 年 4 月，以大学城重症医学科护士长为负责人，组成由主任、主治医师、护理组长等 8 名医护人员参与的精益改善团队，就提升 ICU 探视交待病情满意度的项目开展改善工作。为了更真实准确地评估探视过程中所存在的问

题,项目组采取一对一的现场观察,从探视开始,分三条线同时记录观察医生、护士、家属在探视过程中的活动情况,针对探视过程中的关键环节进行时间上的记录,要求数据客观、真实。

项目组通过现状观察和记录发现,患者家属探视时间不一,有的家属在探视开始 20 分钟后才到达科室,且到达的第一时间就是找医生了解病情;医生为患者家属交待病情的时间长短不一,从 1 分钟到 36 分钟,同时存在多个患者家属逐个问询医生的情况,导致医生反复交待病情等。这些问题严重影响医护患沟通的和谐,也影响患者与家属相处的宝贵时光,使探视体验大打折扣,患者家属满意度低。数据结果显示 2016 年 4—6 月探视时,医生被护士呼叫去床边交待病情率高达 52%,探视期间家属对交待病情满意度低至 80%。

项目组成员通过头脑风暴、鱼骨图及 5W 分析法进一步分析整理,归纳影响探视交待病情满意度的主要原因如下:

(1)医护之间人员信息交接不明确:家属一来到病房,在看望患者的同时,也想马上见到医生。于是让管床护士去帮忙叫医生,由于我们的病房都是独立的单间病房,护士也不知道该管床医生在哪个床位交待病情,于是就一个病房一个病房的去找、去问,呼叫医生到某个床位交待病情。

(2)家属到达时间不一,医生反复交待病情:医生对一个家属交待过病情后,同一患者其他家属来了,又接二连三地找医生了解病情。

(3)医生对交待详情不熟:管床医生出门诊或下夜班休息需要找其他医生补位,护士不知道具体补位的医生是谁;值班或补位医生对患者的整体病情了解不详细,如实验室检查结果,功能科室检查结果,而导致折返。

(4)医生在救治病人:探视期间因新收、抢救病人,管床医生需要优先进行诊治,进而延迟了与所管患者家属交待病情的时间。

(5)家属未按时到达:家属没有按规定的探视时间来到病房;医生去病房交待病情时找不到家属。

(二)即行改善,内外兼修

根据探视期间交待病情满意度的主要原因,从内制订了"定心、定时、定标准"的改善措施,从外进行"定环境"的改善行动,并列举行动计划,明确成员分工和职责,形成我们"内外兼修"的四定方案。

1. 定心

首先,暖心电话人性化。对于病情重,不稳定或需要特殊检验检查的病人,不再像以前那样等到下午家属探视时才跟家属沟通,而是在上午主治医生查房后主动给家属打电话。告知家属患者目前的情况,及需要家属协助配合的地方,让家属那颗悬了 24 小时的心能落下来,让他在家也能安心。

其次,用心交接制度化。对于下夜班、出门诊的主治医生,需要把他负责的患者病情及家属特别关注的问题与值班医生进行口头和书面双重交接。这种无缝对接让值班医生也能全面了解其他医生所管病人的病情。让家属对我们的每个医生都放心。

2. 定时

针对家属一来到科室就找医生,或到达科室探视时间不统一,以及不时找医生询问病情的问题,我们根据科室床位情况制订了各床位医生交待病情时间安排表(图 4-3-1),既统一了医生的时间,也统一了家属的时间,运用可视化原则,制订每个病房交待病情的具体时间,并张贴于病房醒目位置,方便家属观看了解。不再像以前那样家属不知道什么时候可以见到医生,护士也不知道该去哪个病房找医生。交待时间具体化对于家属、医生、护士三方可以做到心中有数。

对于家属,他不用一来就想着找医生,而是可以更好地与患者沟通交流。

对于医生,他掌握了主动权,知道什么时间点该去哪个病房交待病情,不需要被护士来叫喊(图 4-3-2)。一天,我们的一个主治医生突然对我说:"哎,欧阳,我发现现在下午去跟家属交待病情不再像以前那样被护士喊、被家属催了。这种感觉呀真好!"

床位	时间	床位	时间
1床	16:25-16:30	8床	15:55-16:00
2床	16:20-16:25	9床	15:50-15:55
3床	16:15-16:20	10床	15:45-15:50
5床	16:10-16:15	11床	15:40-15:45
6床	16:05-16:10	12床	15:35-15:40
7床	16:00-16:05	13床	15:30-15:35

各床位医生交待病情时间安排表

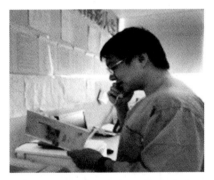

图 4-3-1 各床位医生交待病情时间安排表　　图 4-3-2 主治医生主动给家属打电话

对于护士,她不用再去找医生,可以有更多的时间留在病房,与家属和患者沟通交流。我们也把下午探视时间定为患者进行肢体功能康复训练时间,指导家属共同参与。这种零距离的接触给了家属和患者极大的心理满足。一位 76 岁患者呼吸机依赖，卧床 3 个月，经过 1 个月的康复训练后，不仅能在床上坐起来，甚至站起来了。这给了家属和患者极大的信心，让这有限的探视时间变得无限有意义。

3. 定标准

怎么保证每个医生交待病情的内容让家属满意，以及我们改善行动如何顺利、高效地实施，对此我们把交待项目标准化（表 4-3-1）。根据家属最关心的问题，以及医生需交待病情的内容制订标准。这样可以保证医生更充分更全面地做好准备，在与家属交待病情时做到一次性交待到位，减少了因漏项而折返，也增强了家属对我们的信任感。

表 4-3-1　医生交待病情明细

医生交待病情内容标准化	交待病情满意度评分				
	5	4	3	2	1
医生有按照交待病情时间表到病房与您交谈					
医生态度亲切和善、主动热情					
医生会主动详细说明患者病情和治疗方案					
医生会主动详细说明检查的意义和费用					
医生会主动告知检验检查结果					
医生会耐心解答您的疑问					

4. 定环境

由于 ICU 属于相对封闭式环境，患者家属探视时经常找不到入口，或者进入病区后找不到床号，显得无所适从，以至于反复询问工作人员，加剧了家属探视的焦虑情绪。对此，我们着手于探视环境的改善，运用可视化管理，从而为患者及家属营造一个简明、舒适的探视体验。在地面上张贴"脚掌"和"心形"探视路线标识，上面书写着床号、祝早日康复字样（图 4-3-3），给人一种清晰温馨的感觉。制作科室轮廓简图

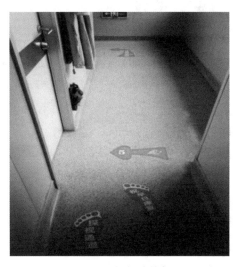

图 4-3-3　探视路线标识

(图 4-3-4),醒目标注各床号位置及探视线路箭头指引,使患者家属一目了然,减轻家属探视时的迷茫和焦虑,使之放松心情,全心全意地探望患者。

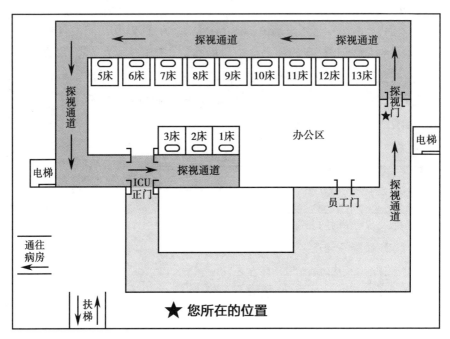

图 4-3-4　科室路线指引图

三、成效

经过定心、定时、定标准、定环境的四定改善行动后,患者家属、医生护士之间可保持开放的心情,和谐沟通,温馨互动。家属探视时不再急着找医生,而是会安然地、全心地与患者进行沟通交流;护士在探视期间与家属或与患者进行深入沟通或宣教,与家属一起为患者进行康复训练;医生也能准时详细地向家属交待病情及商量需要的治疗方案,且对危重及有病情变化的患者医生随时与家属进行沟通,增加了彼此的信任感。

这种成效体现在,医生被护士的呼叫率由改善前的 38.24%,下降到改善后的 14.45%;也更体现在家属对交待病情的满意度上,由改善前的88.74%,上升到改善后的 98.10%(图 4-3-5)。这样有效提高了家属的满意度,提升了医护的工作效率,科室也将改善行动的成效制订要求、标准,形成规范。

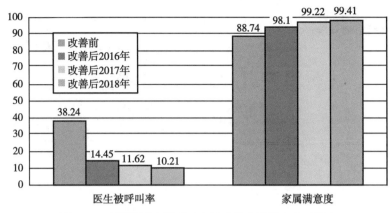

图 4-3-5 探视医生被呼叫率及交待病情满意度统计表

2016 年该项目在院内的精益医疗改善项目竞赛中获得"二等奖"。2017 年 11 月该项目获得广东省卫生经济学会卫生经济与文化专业委员会举办的"2017 年第三届全面优质服务管理擂台赛"铜奖。经过改善,我们取得了一些成绩,但还需要不断巩固、总结和优化,持续改进,做到尽善尽美。100% 的满意是我们的追求,因为优质服务,永无止境。我们将不懈努力,砥砺前行!

（编辑:夏 萍　陈书人 | 审校:翟理祥）

 专家评析:（温伟群　原广东省卫生和计划生育委员会副巡视员）

　　广东省中医院大学城医院 ICU 运用精益医疗改善服务,大大提高了医患双方的满意度。ICU 医生老是被护士找、被患者家属反复询问病情,这些看似普普通通的行为却被他们留心了,将其立为项目着力改善。他们仔细地观察,借助管理学方法探索分析,最后通过主治医生查房后主动给家属打电话、主治医生与值班医生口头和书面双向交接、制订各个床位医生交待病情时间表以及交待病情标准、制作并张贴各个床位探视线路指引等定心、定时、定标准、定环境等途径改善服务,既突显了以病人为中心,加强了人文关怀,提高了满意度,也提高了工作效率。与此同时,他们还将此改善加以提升,形成规范,进一步促进服务的持续改进。管理无小事,服务没有最好,只有更好! 广东省中医院大学城医院 ICU 的做法值得我们好好学习!

早产儿"袋鼠式护理"
开启服务新模式

赵雪晶　秦皇岛市妇幼保健院新生儿科护士
戴淑芳　秦皇岛市妇幼保健院新生儿科副护士长
冯宁宁　秦皇岛市妇幼保健院新生儿科后备护士长
梁芳　秦皇岛市妇幼保健院客服部主任

一、背景

长久以来,标准的新生儿重症监护室里都是相同的场景:独立的空间、紧闭的大门、高度清洁的环境、忙碌的医护人员,每个宝宝周围环绕的是闪烁的监视屏和纵横交叉的各种管路,却唯独没有父母的陪伴和温暖! 可是向父母打开新生儿重症监护治疗病房(neonatal intensive care unit, NICU)的大门又可能引发另外的担忧:发生医院感染怎么办? 家属看见宝宝哭了闹了不满意了怎么办? 医务人员面对家长实施各种医疗操作压力倍增怎么办?

唯有理念的升华,才有行为的转变。为了更好地服务患者、为每个家庭提供更优质的服务,秦皇岛市妇幼保健院于 2015 年开始正式对早产儿个案开展"袋鼠式护理"(kangaroo mother care, KMC),并于 2016 年 8 月全面开放NICU。科室在实施 KMC 后,显著提高了极超低出生体重儿救治成功率、NICU母乳喂养率、住院患者满意度,并能有效减少早产儿平均住院天数。

二、做法

(一)参观学习促培训,人才培养上水平

"袋鼠式护理"(KMC)是指新生儿(尤其是早产儿或低出生体重的婴儿)的母(父)亲以类似袋鼠等有袋动物照顾幼儿的方式,将新生儿直立式地贴在

母（父）亲的胸口，增强与新生儿的皮肤接触，提供新生儿所需的温暖及安全感，从而有效增强对新生儿触觉、前庭以及动感的刺激。"袋鼠护理"是由儿科医生 Ray 和 Martinez 博士于 1978 年在哥伦比亚的波哥大地区创建，作为低出生体重婴儿传统孵化器护理的替代选择。

袋鼠式护理是一种科学的、有效的、人性化的新生儿护理模式，可以用相对低廉的费用得到高质量的新生儿护理。在 NICU 中对早产儿实施 KMC，通过早期皮肤接触，有助于母婴之间建立关系和维持母乳喂养，刺激产妇脑垂体分泌催产素促进泌乳，提高新生儿母乳喂养率。同时，有利于早产儿的生长激素分泌，提高早产儿的免疫能力，降低感染发生率、缓解疼痛、促进新生儿生长发育。

此外，在袋鼠式护理中，家长和婴儿通过皮肤接触，不仅能够明显减少新生儿的哭泣时间和哭泣频次，使其能够保持和延长相对稳定的睡眠时间、促进睡眠、促进神经系统发育，还能有效缓解家长的焦虑情绪，实现母婴之间良好的关系互动和情感联系。

为了向先进学知识、向优秀学经验，开阔医疗服务新视野和新理念，秦皇岛市妇幼保健院选派新生儿科的医护骨干分批前往美国、德国等世界知名医院参观学习和深入交流。在学习了国外最前沿的临床技术和汲取了大量国外最先进的经验后，医院从而有决心、有信心打开 NICU 的大门。

2014 年医院新生儿重症监护治疗病房正式引进 KMC 模式，经规范化培训后于 2015 年正式对早产儿个案开展 KMC 护理。2015 年 1 月—2018 年 6 月，科室共为 367 名危重新生儿实施 KMC。在 KMC 实施过程中，科室仍派出骨干相继前往世界知名医院取经学习，同时也邀请美国新生儿管理专家来医院做现场指导，培养专业人才。

（二）统一操作定规范，服务模式创新篇

2003 年世界卫生组织公布《袋鼠式护理实用指南》，使 KMC 有了统一的规范操作指南：即母婴之间早期、持续性的皮肤接触；母亲尽量纯母乳喂养；医院有足够的支持和随访系统；减少早产儿住院时间；避免早产儿受到病房内各种不良刺激的影响等。

根据世界卫生组织 2003 年的统一操作指南，2017 年秦皇岛市妇幼保健院新生儿科制订了自己的 KMC 规范，并对全部住院危重新生儿、尤其是胎龄 32 周以下的早产儿推广应用。

1. 确定入选标准

一是家长方面,要求家长自愿参加,且身体健康,无感染性疾病、传染病及精神疾病。二是婴儿方面,要求生命体征平稳,且不存在胸腹腔引流等影响 KMC 体位的操作及治疗、呼吸支持下病情仍不稳定、脐静脉置管。

2. 细化实施前步骤

第一步,医护人员爱心通知。确定 KMC 实施对象并电话联系家长,告知 KMC 准备事宜,并开具 KMC 医嘱。第二步,家长温馨培训。家长应皮肤清洁,于操作前一日洗澡,并穿宽松棉质开衫、在护士指导下用模拟人模拟 KMC,适应训练后缓解其紧张感,然后由护士带入病室并按照"七步洗手法"洗手。第三步,婴儿暖暖保障。宝宝应全身裸露,以更好地实行母婴皮肤接触,且于操作前指导家属为婴儿更换纸尿裤,保证婴儿在护理过程中舒适,并为婴儿戴帽子保暖。第四步,放心环境保障。为婴儿及家属准备安全、温暖、隐私无噪声的空间。为此我们准备了屏风,保护家属及婴儿的隐私性。将室温调节至 24~26 ℃,降低房间光照,安静,播放轻柔音乐。注意在陪护家属周围一定要备急救设备包括氧源、面罩、复苏囊、负压吸引装置等。

3. KMC 体位管理

在进行袋鼠式护理的过程中,需要家长与婴儿间足够的皮肤接触,父母亲先微躺于陪护椅上,调整舒适坐姿,将上衣敞开。婴儿则四肢屈曲,将躯干及脖颈保持直立,头转向一侧,这种姿势可保持气道通畅,并可和母亲进行目光交流;母亲用一只手托住婴儿的颈部和背部,将婴儿的下颌轻轻抬起,用另一只手托住婴儿臀部,可为婴儿披上小毛毯及戴上帽子以加强保暖。

4. 保障 KMC 有效落实

指导家长每天洗澡、更换干净衣物,保持常规清洁,但无需额外消毒。每次袋鼠式护理前指导家属进行手卫生。袋鼠式护理前建议清空膀胱,给患儿换好干净尿片。鼓励母亲袋鼠式护理前吸空乳房,便于婴儿在乳房上尝试非营养性吸吮。父母亲实施袋鼠式护理时,需要家庭、医生和社会的支持。实施袋鼠式护理的父母,不得吸烟。调低房间光照,保持环境安静。开始时先进行 30 分钟,若宝宝生命体征稳定,可延长至 1~2 小时。若宝宝出现面色改变、皮肤冰凉、呼吸加快且费力或出现呼吸暂停等异常现象时,需立即告知医护人员,如需要,则立即停止 KMC。

三、成效

3年来,医院通过开展"袋鼠式护理",医患的心贴得更近了,医疗护理质量提升了。连续3年的质控数据显示,NICU医院感染发生率未升反降(由2014年的1.79%降至2017年的1.19%),低出生体重儿救治成功率升高(由2014年的92%升至2017年的94.18%),母乳喂养率有效提升(由2014年的45.21%升至2017年的70.01%),患者满意度全面提升(由2015年的90%升至2017年的99.5%)。这一践行人文关怀的改革举措,也得到了中国妇幼保健协会领导的认可和肯定。

随着危重新生儿救治能力的提升,秦皇岛市妇幼保健院新生儿科目前年收治病人3000~4000人。每年救治早产儿1000余例,极超低出生体重儿200余例,存活率达98%以上,曾成功救治体重580g、700g等超低出生体重儿。袋鼠式护理可以给早产儿足够的安全感,维持宝宝体温,使宝宝呼吸伴随着父母的心跳及韵律性摇晃,有助于宝宝获得良好的睡眠,稳定宝宝血氧浓度、呼吸、心跳等生命体征。袋鼠式护理开启的新模式保证了早产儿的健康和生长发育,并通过制订合理的护理方案,改善了预后,切实提高了早产儿的生活质量。随着护理技术及观念的转变,提倡护理工作人性化和全面性,袋鼠式护理模式的开启不仅彰显了更专业的护理精神,也实现了医疗工作中更贴心全面的人性化服务。

(编辑:夏　萍　　陈书人　　杨伟琪｜审校:翟理祥)

 专家评析:(王光明　　中国科学院大学深圳医院副院长)

自从发现微生物在人体致病中的重要作用之后,消毒隔离以及医院感染控制,就一直伴随着医学的进步与发展。诚然,消毒隔离技术以及医院感染控制为我们挽救了无数的生命。但是,严格的隔离措施,让我们离病人越来越远,离家属的需求越来越远。若不是设身处地,我们做医务人员的永远无法理解,一个看似无可厚非、用来保护他们生命的隔离技术,却在患儿与家属之间,筑起了一道"生离死别"的痛苦的屏障! 世间哪得双全法? 既能保护患儿免于致病微生物的侵扰,又能让患者家属与患儿进行亲密的接触。

　　我估计,肯定有无数医务人员曾经在寻找这样的答案,直到"袋鼠式护理"技术的诞生。从秦皇岛市妇幼保健院的数据来看,3年多时间,医院感染率不升反降,低体重儿抢救成功率提升,而我更加关注的是,母乳喂养率以及患者满意度的大幅提升。

　　这是一个非常成功的例子。通过这一例子,我们应当重新审视和思考那些看似不可动摇、不可更改的技术,是否可以通过科学的方法,让患者、家属的需求与人性的关爱达到兼顾。我相信一定会有的,而且,会有很多。

基于以人为本的护理舒适管理模式

胡世荣　北京中医药大学东方医院脑病二科护士长

王雪送　北京中医药大学东方医院脑病二科护士

范媛媛　北京中医药大学东方医院脑病二科护士

一、背景

目前,国内外各大医院在护理管理中面临的共性问题是护士群体压力大、职业认同感低、易产生职业倦怠、护士离职率高等。如何接纳、吸收和应用先进的管理理念,有效进行护理人力资源管理,形成以人为本、高满意度的管理模式,降低护士离职率,拥有高质量的护理队伍,是当前医院管理者、护理管理者亟须解决的重要管理课题。

随着我国护理事业的不断发展和护理模式的不断转变,管理需要重新定义。北京中医药大学东方医院脑病二科在护理管理中敏锐地发现,要想改善医疗服务,仅仅通过制度是远远不够的,只有让医务人员发自内心地热爱这份工作,有温度地服务于患者,优质服务才算真正的体现。于是科室从不同的视角重新定义护理管理,尝试推行"舒适管理"的理念,并不断探索、实践、创新。科室通过3年的努力,从舒适管理护士做起,让护士处于身心俱佳的舒适状态,再接着让舒适管理延伸至病人,让护士发自内心地、舒适地管理病人及家属,从而使患者得到了有温度、舒适满意的服务,进而使护理服务更优质。

科室在实施舒适管理前,脑病二科是护士们谁也不愿意踏入的禁地。脑病二科的卧床患者多、病情重,患者及照看家属在长期与疾病做斗争时积累的烦躁易怒情绪,加之繁重的基础护理工作、紧张复杂的急救工作和频繁的倒班,这些都给临床护理工作带来了更大的难度。护士们长期工作在这样充满"应激源"的环境中,较易导致职业倦怠,心理上的疲乏,身体上的劳累,致使服务于患者时的心有余而力不足,更谈不上以积极的精神面貌来照护、鼓励患者。2014年科室护士的离职率高达22.2%,护理团队的不稳定,人员梯队如何建设?护理质量下降,患者和群众满意度低,投诉增加,护理管理工作处于疲于应付的状态,优质服务如何体现?

在这个背景下,科室采用王永炎院士团队身心和谐舒适理论,大胆、率先提出舒适管理的理念,即通过主动服务,人性化的关爱管理,让护士达到身心俱佳的舒适状态,使她们有温度地主动舒适管理患者,与患者和家属进行心与心的对话,提高了患者的就医体验,提高了患者的满意度。

二、做法

舒适管理是指采用人性化的管理理念和人性管理的措施,从解决优质服务的给予者——护士的身心舒适入手,关爱护理人员,从而调动护理人员的积极性,让护士满意、患者满意、社会满意。

(一)患者服务全程化和标准化

舒适管理从护理服务的全程化和高标准化两个维度实施。全程化是指细心的护士根据不同阶段患者的需求和心理特点,将病人分为入院、住院、出院前3个阶段,然后分阶段实施精细化的舒适管理。每个阶段实施不同的照护和服务标准。高标准化是指为了让患者心理舒适,护士们首创提出并实施了"心理护理独立交接班",为患者制订个性化的心理护理方案。护士们熟练掌握20多种常见生理不舒适症状的观察和护理方法,只为让患者更舒适。在整个舒适管理过程中,采用绿色的管理原则,即能用外治技术则不用药物和侵入性技术,从而减轻疼痛及药物的副作用。

舒适管理还将服务延伸到患者家属。家属作为患者的社会支持群体,护士为他们组织管理情绪和放松技巧的主题讲座,让他们因家人生病而紧张的生理、心理状态得以放松。定期举办的心灵疏导活动,引起了社会的关注,慕名而来的患者及家属不计其数。在这里,他们受到了尊重与爱戴。

(二)实施护士预约排班制度

预约排班是护士根据自己的情况,将自己的需求记录在预约排班本上,护士长根据护士的需求安排班次。预约排班分为短期预约排班和长期预约排班。短期预约排班,可预约第2天及1周内的排班;长期预约排班,可根据需求预约2周至6个月内的班次。预约排班可帮助护士解决有突发事件不能上班时的压力,也可以让护士更好地规划自己未来半年的工作和生活。预约排班制度突出了合理的安排、预期的感受,护士有工作、有生活,幸福感提高。自实施预约排班后,护士的意愿排班满意度由 2014 年的 80%,提升为 2017 年的 100%。

(三)推出心情不好不上班制度

护士作为一个社会的人,会因为各种琐事而烦恼。当护士情绪不好时,必然受情绪影响,造成工作精力分散和缺乏温度的工作,优质服务质量大大降低,甚至出现安全隐患。为此,科室实施了两项措施:一是定期为护士组织情绪管理讲座,让她们学会管理情绪,从心理上关爱护士;二是推出"心情不好时,不上班制度",并完善了紧急替代制度、休假倒班的相应保障措施。这两个措施的实施,有效地避免了护士们在心情不好时勉强工作所带来的力不从心,以及职业倦怠和精力分散带来的护理隐患和纠纷,更保证了在岗的护士均处于精神饱满状态。

(四)开设免费调理身体服务

护士每天面对沉重复杂的护理工作,忙碌紧张地穿梭于病房,带给病人优质护理服务的同时,也付出了超常的脑力和体力,尤其值夜班的护士,如身体劳累疲乏、双腿乏力酸胀、腰肌劳损、容易疲劳、少气懒言、头晕眼花、肝火旺、女性生理期的困扰等等,让很多护士处于身心疲累的状态。

针对此情况,科室发挥中医特色优势,应用辨舌知体——舌苔诊断,定时询问,查看舌苔,及时发现护士的身体状况,利用下班及休息时间给予不舒适的护士相应的、具有中医特色的护理技术(如督脉灸、刮痧、火罐、中药泡洗、耳穴压豆等),为她们调理身体,解除疲累、病痛,达到未病先防,既病防变,让护士随时保持舒适的状态,免受或少受疾病之苦。同时科室护理团队还利用休息时间为护士的家属免费调理身体。每周六的上午作为家属治疗日,联合医生为家属们制订方案,解决家属的急、慢性不适症状。

(五)营造鼓励关爱的科室文化

科室定期召开护理人员的家属会,听家属们的心声,解决护理人员的实际困难和后顾之忧。儿童节时发放礼物,组织亲子聚会。为外地的护士集体过年,一起点亮元宵花灯等等。除此之外,还举全科之力帮外地的护士们咨询房源,帮忙租房,解决护士们的生活问题。护士们归属感增强,对科室的凝聚力增强。

护理管理解决的不仅仅是护士服从和执行,而是要营造激励关爱的文化,让护士有自主工作的动力,因此在科室管理中把赋能作为激励的重要方式。

科室管理中,实时对护士给予赞扬与鼓励,让护士的工作始终处于高涨的热情状态,自信满满,使之成为护士进步的动力,工作也就事半功倍了。

三、成效

科室实施舒适管理以来,护士获得感增强,护士满意度逐年提高,在团队中不断地发挥作用,个人价值得以体现,离职率逐年下降(表4-5-1)。同时自科室2014年实施免费为护士调理身体以来,18名护士因病休假的日数由2014年的36天下降至2017年的12天,下降的比率为66.6%。

表4-5-1　2014—2017年脑病二科护士满意度与离职率

年度	个人认同满意度	职业满意度	获得感满意度	离职率
2014年	68%	55%	50.3%	22.2%
2015年	88%	91%	91%	11.1%
2016年	94%	94.7%	94.7%	0
2017年	98.8%	99.2%	99.75%	0

自从开展舒适管理活动以来,科室护士主动参加心理和舒缓医疗等方面的培训,且心理护理相关知识的培训率达95%以上。通过培训,护士在面对各种患者时,能及时了解他们的心理状态,让患者心理更舒适。在临床护理中,护士们创造了很多主动服务和感动服务的故事。如护士主动为术后卧床的病人按摩,给痛苦脆弱的家属拥抱,主动为患者缝扣子、系鞋带、过年包饺子、生日送蛋糕或长寿面,为因中药苦而不愿意吃的痴呆病人准备蜜饯和糖块等等。如此温暖了很多的病人,让有自杀观念的病人,改变想法;让病人向儿子提出了最后离世要从脑病科走的遗愿,因为她说相信这里的护士们会让她走得更舒适,更有尊严。

舒适管理的亮点在于:①主动服务,人性化的关爱,舒适了护士、舒适了患者,达到护患均满意的双赢状态;②护患交往之间更和谐,环境更轻松,患者满意度更高,服务更优质。舒适管理的过程强调三点:①舒适管理要做到实处,及时化解矛盾与偏见;舒适管理的人员必须具备一定的心理知识及沟通能力,切实解决实际问题,强调人性化。②舒适管理应及时主动,其灵魂就是主动服务,体现关爱。③舒适管理应全方位管理,包括生理、心理、社会、环境4个方面。

舒适管理,不仅让护士满意,更让患者及家属满意(表4-5-2),使满意度大幅度提升。舒适管理以实践切实改善医疗服务,成为了优质服务的前行军和源动力,是护理管理的指路明灯。

表4-5-2　患者的满意度调查及优质服务成效评价

年度	患者满意度	表扬信数量	优质护理质控排名	投诉
2014年	85%	52	第13名	5例
2015年	95%	308	第1名	0例
2016年	98%	458	第1名	0例
2017年	100%	480	第1名	0例

（编辑：夏　萍｜审校：翟理祥）

 专家评析:（夏萍　广东省中医院病人服务中心主任）

　　护士的身心状态对护理工作有举足轻重的影响。北京中医药大学东方医院脑病二科的护理团队基于中医"身心合一"和心身医学实践,构建了人性化护理管理的新模式——舒适管理,并在尝试推行该理念的过程中,不断探索、实践、创新。基于以人为本的护理舒适管理模式,从舒适管理护士做起,让护士处于身心俱佳的舒适状态,再接着让舒适管理延伸至病人,让护士发自内心地管理病人及家属,进而使护理服务更优质。科室实施舒适管理以来,护士满意度明显提高,离职率降低,同时患者满意度及优质护理服务质量大幅提高,未见护理投诉事件发生。舒适管理模式为护理临床人文管理开辟了新的途径。

借力康复基地建设
创建康复护理品牌

吴怡卿　佛山市中医院脑病一区护士长

一、背景

康复是现代医学发展的一大特点。所谓三分治七分养,随着人口老龄化和疾病谱变化,群众对康复护理专业服务的需求日益增加,导致康复护理人员供不应求。为落实《"健康中国 2030"规划纲要》《全国护理事业发展规划(2016—2020 年)》要求,佛山市中医院积极推动佛山市康复医疗服务体系建设,提高基层医疗卫生机构专科康复护理水平,进一步做好患者出院后延续康复护理。

2010 年起,医院作为佛山市唯一一家康复护理培训基地,与香港护士训练及教育基金会合作,引进其先进的康复护理理念和技术,结合内地康复护理现状,对全市各级各类医院开展了一系列康复护理教育培训、技能帮扶等工作,并在此基础上,将基地建设模式在全国推广,收到了良好的社会效益。

二、做法

(一)完善康复护理培训体系,强化康复技能实操

1. 组建培训师资团队

为建立优秀的师资队伍,利用我院得天独厚的师资力量,按 1:1:3 比例组建医生、康复技师、护士培训团队。医生教师是来自临床一线的副主任医师以上人员;康复教师包括中风、骨科、呼吸等专业的专业人员,均有 10 年以上临床工作经验;护士教师均接受过香港护士训练基金会的培训,部分教师长期担

任基金会全国巡讲师。

2. 合理安排课程

本着实用为主的原则,我们精心设计安排了培训课程及培训时间。培训前先发放培训意愿调查表调研学员需求,再进行理论摸底考试测试学员当前水平,根据以上两项结果设计个性化课程。凡技能操作均有对应流程及评分标准,以便于学员学习与教师的评定。培训场地尽量选择情景模拟空间,实行小班制教学,每期人数控制在 25 人以下,保障每位学员均有充足的动手实践机会。理论培训时间占 30%,实践占 70%。每期培训时间不少于 6 天,总共 44.5 学时,其中理论培训时间 13.5 学时,动手实操时间 31 学时,确保学员能熟练掌握每项技能。为让学员充分掌握所学技能,额外增加 2 小时夜间训练。

3. 规范教学方式

运用经典的乔伊斯和韦尔教学模式,以"学"为主,现场教学,注重实操。教学过程分为 4 个阶段:第一阶段除了统一的理论授课外,每堂技能课前,进行相关的理论教授,另设康复器具制作课程,教学员利用随手可得的材料制作简易的康复器具,帮助病人家居和社区自我康复。第二阶段带领学员进入病房,在真实案例中示范教学,教会学员将康复技能实施与病情观察、护患沟通相结合,学会因地制宜、因人施护。另外,还会在医院的家居训练场景中指导家居环境改造和模拟家庭环境训练。第三阶段进行仿真训练,学员之间互相练习,老师在旁及时指导纠正,做到立学、立练、立改,保障教学效果。第四阶段为现场巩固,老师手把手指导学员在病人身上实操技能,并带领学员深入社区居家访视,上门指导,达到现学现用的效果。

（二）开展康复护理临床实践,提升护士专业技能

1. 改进康复护理管理模式

为住院病人提供早期康复护理介入。开展医、护、康一体化管理模式,实施早期的康复护理介入,每周进行 1~2 次医、护、康三方参与的查房,制订患者的治疗、康复、护理方案,为患者拟定个性化的康复护理计划,实施康复护理时带动并教会患者本人以及照顾者正确的康复手法;结合患者的实际情况,开展集体教育、视频教育、微信教育、小册子发放、一对一等多种健康教育方式,保证康复训练的延续性,得到广大患者的认可,使患者满意度不断提升,医院整体的康复护理水平和专科护理水平也得到大幅提升。

2. 推行"以人为本"的家居模拟护理管理

建立 2 间"家居模拟空间"。对髋膝关节置换患者的家居环境要求进行现场教学,出院前进行适应性训练。如指导和训练患者正确上下床,上下楼梯;对卫生间进行改造,预防体位变化导致跌倒损伤;指导家具加高的方式,防止关节脱位;改善关节活动范围、恢复步态能力。实现医院→家居→社区的无缝对接,体现以人为本的精细护理。

3. 开设专科护理门诊

开设骨科、腹透、中医刮痧等 10 个专科护理门诊。由经验丰富的高年资护士坐诊,为患者提供健康评估、教育指导、并发症预防等项目。目前,佛山市 20 家试点社区医院培训成效显著,培训考核合格后的学员均成为所在社区的老师,积极发挥了传、帮、带的作用,不仅惠及了更多的患者,更使全市康复护理水平得到质的提升。

(三)开展康复护理技能帮扶,扩大康复护理影响力

1. 积极发挥专家下社区的指导作用

组织专家团队定期下社区帮扶,协助规范社区访视流程和康复护理评估。与社区医院护士一起梳理改善当前的家庭访视须知,制订访视专用康复护理评估单,更好地指引社区护士工作。组建康复专家团队,一对一指导社区护士康复技能,带领社区护士深入医院、福利机构、住宅小区、患者家庭等地开展康复工作。

2. 加强社区护理技能培训

在目前的社区卫生服务"六位一体"中,社区康复护理是最薄弱的环节,为此,我们着力培训社区护士的康复技能。我们相继举办骨科康复护理、脑卒中康复护理、COPD 康复护理等培训班,接收省内外社区护士来院学习康复理论及实践技能,推广康复护理技术。

3. 加强社区康复护理跟踪管理

跟踪社区康复护理开展情况。康复专家团队定期上门跟踪社区患者的康复效果。接受社区护士邀请,到现场对疑难特殊的康复案例进行会诊指导。院领导及护理部经常亲自带领、组织并落实专家团队对社区医院的技术帮扶。在医院的重视下,我院康复护理辐射能力不断增强,惠及越来越多的患者,影响力不断增强。自 2014 年以来,总共上门家访 72 次,惠及 621 名患者;探访老人院等福利机构 10 次,帮助 476 名长者;举办各类义诊活动共 289 场,赠医赠药 34.8 万元。

三、推广康复基地建设模式,树立康复护理品牌

1. 加强学术交流,提升影响力

我院承接香港护士训练及教育基金会的学习班。2010 年开班以来总共举办小班 20 期,每班 25~30 人;举办大型学习班 4 期,每班约 250 名学员。总共培训学员约 1600 名,学员覆盖全国 40 多个地区。培训组的许雪华、吴怡卿等 7 名核心成员多次被邀请到重庆、新疆、哈尔滨、山西、广州、肇庆等地,协助举办学习班,传授经验。

2. 推广基地建设模式,树立品牌

康复基地建设模式已推广到东北、西北、西南、华南等地及部队医院的 5 家医院。7 名基地老师受邀到全国各省市帮扶建设康复护理基地,其中黑龙江和广州陆军总医院已完成基地建设前期工作。接待拟申请基地的团队来院参观学习,包括山西大同、黑龙江省哈尔滨市第一医院、广州军区总医院、广东肇庆人民医院等。

四、成效

医院建立了一套成熟的培训体系,培养了师资 60 人,整理出 3 套完整的讲义教材,制作教育视频 37 项,制订技能操作考核标准 37 项,配备标准教学场地 600m^2。2015 年 8 月医院被佛山市卫生和计划生育局(现佛山市卫生健康局)指定为佛山市唯一的康复护理培训基地。2015—2017 年获得佛山市卫生和计划生育局康复培训专项基金约 58 万元,共培训市内五区约 300 名社区护士。2016 年 3 月,医院成为广东省护理教育中心的老年专科护士实践基地,目前已帮助其培训专科护士 14 名;连续两届的"老年活动专题"学习班都在医院举办,由我院师资团队负责授课,培训人员 184 名。

2016 年 3 月原国家卫生和计划生育委员会医院管理研究所护理中心么莉主任带领团队亲自考察我院康复护理技能开展及帮扶工作。该工作还得到了广东省护理学会会长的关注,多名老师受邀请承担其培训项目。在全国医院擂台赛(第二、三季)主题六"优质护理服务"项目中获奖 2 项。2016 年和 2017 年选送的案例"运用精益管理理念,提升骨科专科护理内涵"和"深化优质护理——争当康复护理先行者"参加由国家卫生和计划生育委员会医政医管局指导、健康界主办的改善医疗服务评选活动,在全国 130 多个案例中脱颖而出,均获得"十五大价值案例",2 次成为该主题全国中医系统唯一获奖的护

理队伍。

　　优质护理服务是便民利民的一项措施。我们志在帮助全社会有康复需求的人们,提高其生活自理能力,以尽快回归社会。作为国内推行康复护理事业的实践者,我们也期望能以自己的微薄之力,传播"重护理、强康复"的护理理念,将我们的康复护理培训模式推向全国,带动更多的护理同行加入康复护理事业,给更多的患者带来福音。

（编辑：王光明　王湘郴丨审校：翟理祥）

 专家评析：（夏萍　广东省中医院服务中心主任）

　　康复护理学是康复医学的重要组成部分。佛山市中医院通过完善康复护理培训体系,开展临床实践和技能帮扶,推广基地建设模式的方法,不仅强化了康复技能实操、提升了护士专业技能,也扩大了康复护理影响力、树立了康复护理品牌,是一项很有意义的工作。更可贵的是,该院的康复护理已经从只服务于医院住院和门诊病人,拓展到服务于社区病人,并强调医院—家居—社区的无缝对接。同时该院的康复基地建设和"家居模拟空间"充分体现了以人为本的管理模式,践行了踏踏实实做好康复的护理初心,同时也传播"重护理、强康复"的护理理念,提升了核心竞争力和社会辐射力,带动更多的护理同行加入康复护理事业,给更多的患者带来福音。

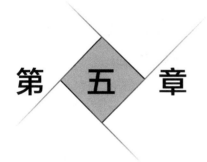

第 五 章

优质服务的进步阶梯

——践行精益医疗

要点

基于患者价值

不断消除浪费

推进精益改善

形成精益文化

应用精益管理缩短急性心肌梗死 D to B 时间

郭力恒　广东省中医院大德路总院重症医学科主任

吴广平　广东省中医院重症医学科副主任医师

招煦杰　广东省中医院重症医学科主治医师

张敏州　广东省中医院重症医学科学术带头人＼胸痛中心医疗总监

一、背景

急性心肌梗死是危害人类健康的重大疾病之一，在发达国家被称为"头号杀手"。近年来，随着经济的迅速发展、生活方式的转变以及人口老龄化的加剧，我国急性心肌梗死的发病率呈逐年增长趋势，发病率 10 年间增长 3.4 倍，而心血管病也成为我国居民死因第一位。控制急性心肌梗死发病率、提高其救治水平，成为心血管领域的一个重要课题。快速开通闭塞血管是救治急性心肌梗死的关键，目前临床上最常用的方法是经皮冠状动脉介入治疗（PCI）。

1997 年，广东省中医院在全国中医医院率先开展心脏介入治疗。2005 年医院在全国中医院中最早通过《南方日报》《羊城晚报》等媒体，向社会承诺开通急性心肌梗死"绿色通道"，实行"先抢救，后缴费"的治疗策略，为广大心肌梗死患者提供最佳诊疗方案。2010 年更是在全国中医院率先成立了胸痛中心。近年来，医院在开展中国胸痛中心体系认证建设[①]的过程中，充分运用了精益管理理念和精益工具方法对胸痛中心流程进行持续优化，取得较好的成效。

---

① 中国胸痛中心建设工作由中华医学会心血管病分会成立专门的胸痛中心认证指导委员会和工作委员会负责。

按照国际指南要求,急性心肌梗死患者从进入医院到球囊开通血管的时间(门 – 球时间,D to B)不超过 90 分钟。中国胸痛中心体系认证建设的主要认证指标是急性心肌梗死 D to B 时间及达标率,要求 D to B 时间达标率≥75%。但在精益改善前,医院的急性心肌梗死患者平均 D to B 时间未能达到 90 分钟。我们咨询了流程相关的急诊科、介入室、手术室等科室的相关医生,得到的反馈是大家都觉得自己能按规范流程处理,处理得挺及时,沟通方面也没有多少问题。那究竟是什么原因导致 D to B 时间没有达到理想的时间呢?

二、做法

(一)采集数据,设定目标

2015 年 4 月,由广东省中医院大德路总院胸痛中心发起,医教处协同重症医学科、急诊科、介入室、心血管科、影像科等相关科室,组建了跨部门跨院区的精益改善团队,启动急性心肌梗死绿色通道流程优化的精益改善工作。为了更精准地评估该流程中存在的问题,项目组按中国胸痛中心体系认证要求,针对流程中的关键环节设计流程记录表(图 5-1-1),进行时间采集,如实、准确、客观地进行记录。

经过数据采集,项目组现场观察和记录了连续 6 例急性心肌梗死患者从到达医院一直到进入导管室接受 PCI 治疗的整体流程和关键环节的时间数据,并建立数据库。数据统计分析发现,6 例急性心肌梗死绿色通道的平均 D to B 时间为 164 分钟,最短 D to B 时间为 104 分钟,90 分钟达标率为 0。按照国际指南和中国胸痛中心建设的要求,精益项目组提出持续改善目标,第一阶段改善 D to B 时间达标率设定为 50%,第二阶段达标率设定为超过 75%。

(二)原因分析,确定主因

项目组根据现场观察数据,绘制价值流程图(图 5-1-2)进一步梳理和暴露流程问题,发现了 4 个直接影响 D to B 时间的关键环节,分别是患者就诊到行心电图时间、完成心电图到会诊医生读图时间、患者签署知情同意书时间、介入室准备时间。另外,急诊分诊的准确性、会诊医生到位的时间、负荷用药的给药时间、会诊医生对手术指征的把握、辅助诊断检查的等待时间、急诊转运到介入室的时间等等,这些环节的时间延迟,也都会影响 D to B 时间。

广东省中医院胸痛中心病人治疗进程表

姓名：＿＿＿＿　男　女　年龄：＿＿＿＿诊疗卡号：＿＿＿＿住院号：＿＿＿＿

就诊日期：20＿＿＿年＿＿＿月＿＿＿日（24 小时制）

1. 发病时间　　　　　　　　　　　　　　　＿＿＿时＿＿＿分　签名：＿＿＿＿＿

2. 呼救时间　　　　　　　　　　　　　　　＿＿＿时＿＿＿分　签名：＿＿＿＿＿

3. 到达现场时间　　　　　　　　　　　　　＿＿＿时＿＿＿分　签名：＿＿＿＿＿

4. 到达医院急诊时间　　　　　　　　　　　＿＿＿时＿＿＿分　签名：＿＿＿＿＿

5. 首份心电图时间　　　　　　　　　　　　＿＿＿时＿＿＿分　签名：＿＿＿＿＿

6. 给药、抽血时间　　　　　　　　　　　　＿＿＿时＿＿＿分　签名：＿＿＿＿＿

7. 联系会诊时间　　　　　　　　　　　　　＿＿＿时＿＿＿分　签名：＿＿＿＿＿

8. 会诊到达时间　　　　　　　　　　　　　＿＿＿时＿＿＿分　签名：＿＿＿＿＿

9. 诊断及决定介入时间　　　　　　　　　　＿＿＿时＿＿＿分　签名：＿＿＿＿＿

10. 知情同意和签字时间　　　　　　　　　　＿＿＿时＿＿＿分　签名：＿＿＿＿＿

11. 呼叫启动导管室、手术室时间　　　　　　＿＿＿时＿＿＿分　签名：＿＿＿＿＿

12. 介入室人员到达导管室时间　　　　　　　＿＿＿时＿＿＿分　签名：＿＿＿＿＿

13. （占用）启动导管室、手术室时间　　　　＿＿＿时＿＿＿分　签名：＿＿＿＿＿

14. 介入医生到达导管室时间　　　　　　　　＿＿＿时＿＿＿分　签名：＿＿＿＿＿

15. 病人送到介入室时间　　　　　　　　　　＿＿＿时＿＿＿分　签名：＿＿＿＿＿

16. 冠脉球囊扩张时间（溶栓开始时间）　　　＿＿＿时＿＿＿分　签名：＿＿＿＿＿

* 填写说明：

1. 请相关人员如实填写，由急诊起，经介入室，最后由 ICU 完成

2. 如病人直接来急诊，可直接填写"4. 到达医院急诊时间"，余类推

图 5-1-1　胸痛中心流程记录表

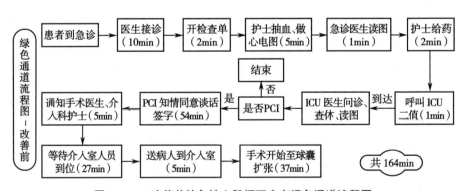

图 5-1-2　改善前的急性心肌梗死患者绿色通道流程图

　　项目组针对价值流程图暴露的关键延迟环节，通过鱼骨图和亲和图进一步分析，归纳整理影响 D to B 达标率的因素包括：①疾病因素：患者症状、临床表现、检验检查结果不典型等，影响医生早期判断；②患者及家属因素：患者对症状表述含糊，患者及家属对治疗方案不理解、无法快速下决定等，影响早期

治疗干预；③医护因素：能否准确判断病情，是否及时会诊，手术团队到位延迟，手术操作熟练程度等，影响早期治疗；④设备因素：缺乏远程心电图传输系统，缺少床旁快速肌钙检测仪，导管室占用等，影响早期诊断和治疗。

（三）快速改善，知行合一

1. 优化流程，消除浪费

改善前的急性心肌梗死患者绿色通道的价值流程图呈线性进行，也就是会出现多个流程环节依次执行。项目小组针对流程图暴露的问题，重新优化流程（图 5-1-3），把可以同步进行的流程从主流程里分离出来，减少了流程步骤和流程等候时间，进一步缩短系统延迟，从而缩短流程总体时间。

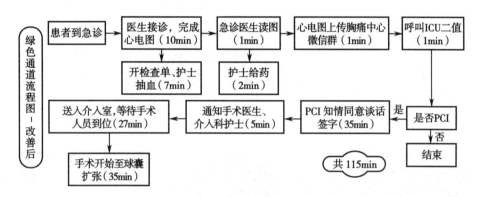

图 5-1-3　改善后的急性心肌梗死患者绿色通道流程图

例如，绿色通道需要患者签署众多知情同意书，其中包括但不限于手术、碘对比剂、手术耗材、不收受红包及入住同意书、病重/危通知书、授权书等，既往均由胸痛中心值班医生自行准备，从病区带至急诊。由于同意书数量众多，难免出现遗漏。现由项目组统一协调，由急诊科制备绿色通道同意书文件夹（图 5-1-4），统一管理，及时补充，方便取用，减少来回折返时间。

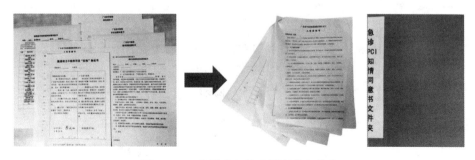

图 5-1-4　急诊介入治疗同意书文件夹

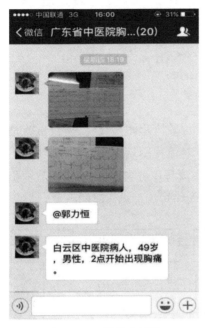

图 5-1-5 微信专用群

再如,既往胸痛患者在急诊完善心电图后,需由急诊医生发出会诊邀请,并由胸痛中心值班医生到达急诊现场后才能进行读图诊断。为加快这一流程,胸痛中心建立微信专用群(图 5-1-5),第一时间传输胸痛病人心电图及相关检验结果,加快绿色通道启动时间。

2. 物品整合,加快转运

胸痛中心急性心肌梗死绿色通道存在患者从急诊转运至导管室流程,当决定实施介入治疗后,急诊科医护人员需要实施快速转运。既往转运前备物需要从房间各处寻找相关物品,折返耗费时间,现制作一体化转运车床(图 5-1-6),整合必需的抢救仪器和药品,随时待命,加快转运流程。

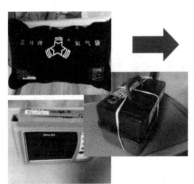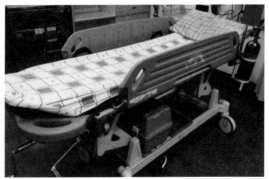

图 5-1-6 一体化转运车床

3. 设置标识,可视化管理

医院优化胸痛中心所涉及的院内外标识和指引(图 5-1-7),如医院大门路口、药房、急诊诊室等关键节点,从而方便患者更快更清晰地完成就诊。同时,改善小组制作彩色美观又简易清晰的胸痛患者诊疗流程,张贴在流程的关键节点,有助于提高患者的依从性。

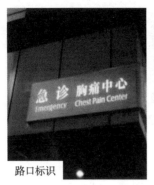
路口标识

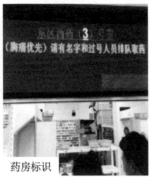
药房标识

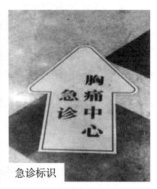
急诊标识

图 5-1-7 胸痛中心通道流程中的标识

急性心肌梗死绿色通道流程考验的最重要的就是时间。时间就是生命，时间就是心肌。在规范和量度各过程管理中，改善时间成为各项工作评价和改进的标准。为此，医院还建设了卫星时钟（图 5-1-8），保证相关科室时间在时、分、秒上保持精确一致。

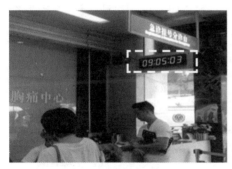
急诊科分诊台（母钟）

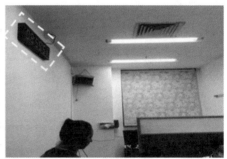
胸痛诊室

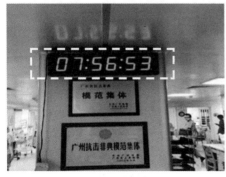
CCU

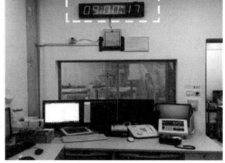
导管室

图 5-1-8 胸痛中心通道流程中的卫星时钟

4. 随时候命，快速启动

当启动绿色通道时，手术团队到位时间决定手术开始时间。正常上班时间，团队到位并不存在延时问题。然而夜间或节假日期间，手术团队则需要从各自家中赶回医院，难免延迟。因此，经项目组统一协调，安排 ICU 护士进行介入巡回培训，确保在夜间或节假日期间也能马上启动导管室。持续改善后期，经医院层面协调，设立介入中心，安排专职护士 24 小时值班，有力地缩短了导管室激活时间。

5. 加大宣传，普及知识

胸痛中心要发挥最大作用，既需要靠医生决策又需要靠患方配合。针对普通市民对胸痛知识了解不多，胸痛中心团队坚持每月 1 次进入社区、单位、街道开展志愿者服务，向普通市民普及宣传胸痛救治知识。同时胸痛中心为普通市民制作各类胸痛知识宣传手册，让市民更了解胸痛的危险性，提高市民对胸痛症状的重视，更早就诊。

6. 区域联动，建立 2 小时生命圈

由医院心血管专家张敏州牵头成立全国心肌梗死中医药防治联盟，形成区域联动，纵向转诊。医院联合白云区中医院、越秀区中医院、佛山市南海区黄岐医院、清远市佛岗县中医院等，建立急性心肌梗死绿色通道区域联盟，通过微信等方式进行远程会诊，把决策时间，提前至转运当时，进一步缩短 D to B 时间（图 5-1-9，图 5-1-10）。

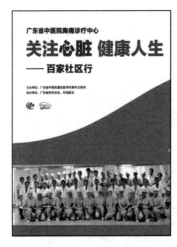

图 5-1-9　健康义诊

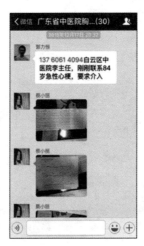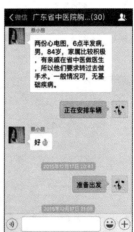

图 5-1-10　区域联动　远程会诊

三、成效

从 2015 年启动精益改善以来,医院在硬件设施和人力投入方面没有明显增加的前提下,D to B 时间较优化前缩短了 50%,D to B 达标率均较优化前提高了 5 倍。急性心肌梗死患者 D to B 时间从优化前的 164 分钟下降至目前的 63 分钟,总体 D to B 达标率也从原来的 14.3% 上升至 83.8%。最短 D to B 时间为 16 分钟。

中国胸痛中心 2018 年第一季度质控简报显示,全国 D to B 平均时间为 75 分钟,D to B 时间达标率为 75%,而我院 2018 年第一季度 D to B 平均时间为 63 分钟,D to B 时间达标率为 83.8%,均优于全国水平(图 5-1-11,图 5-1-12)。

改善前后平均住院天数和平均住院费用均有下降。改进前的平均住院天数为 7.7 天,改进后下降至 6.4 天,前后对比差异有统计学意义;改进前的平均住院费用为 51 213 元,改进后下降至 47 622 元,前后对比费用有下降趋势。

此外,精益改善突破了跨部门的瓶颈问题。胸痛中心整合急诊科、ICU、心内科、心胸外科、介入科、呼吸科、影像科、彩超室等部门,打破常规医疗模式,打造了一个以胸痛患者为中心的整体医疗模式,为胸痛患者提供精准治疗。

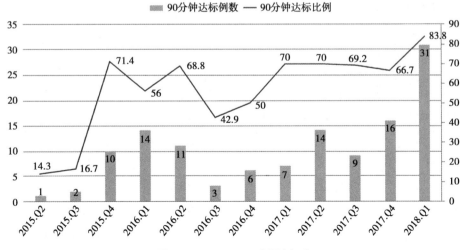

图 5-1-11　D to B 时间达标率

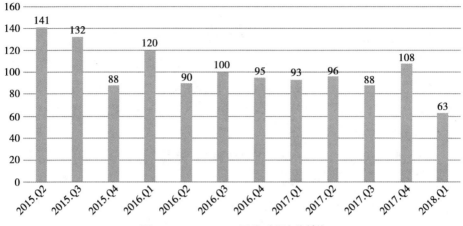

图 5-1-12　D to B 平均时间（分钟）

自胸痛中心建设以来,54% 的绿色通道患者为外院转入,其中包括主动脉夹层等病例,有效提高了对外影响力,加强了区域协作。2018 年 4 月,广东省中医院从全国 113 家申报单位中脱颖而出,通过了 2018 年第一批中国胸痛中心的认证,标志着广东省中医院急性心肌梗死等胸痛疾病综合诊疗水平已经与国家标准接轨。

项目的持续改善取得了明显成效,也相继获得一系列荣誉,如 2017 年国家卫生和计划生育委员会指导、健康界主办"全国医院擂台赛——合理调配诊疗资源"的第一名,2017 年广东省卫生和计划生育委员会指导、广东省卫生经济学会卫生经济与文化专业委员会主办"第三届全面优质服务管理擂台赛"的最佳价值奖,2018 年全国第七次精益管理项目发表与研修活动的"示范级"技术成果奖,2018 年中国质量协会质量技术奖精益管理优秀项目。

最难能可贵的是,精益文化落地在 ICU 的科室管理中。通过对急性心肌梗死绿色通道精益管理的经验,项目负责人郭力恒将精益管理的理念带到 ICU 管理中,带动科室成员对 ICU 日常工作流程进行精益管理,优化工作流程。先后制作了气管插管专车（图 5-1-13）、深静脉穿刺车（图 5-1-14）,并以"精益 ICU"为主题,带领医院 ICU 成功创建国家级青年文明号。精益已经融入 ICU 的科室日常管理中,并深入人心,在精益持续改善的这几年,科室医护人员共提出了 65 项精益改善建议,立项 32 项,其中 12 项成功申请国家专利,1 项获广东省护理用具创新大赛二等奖。科室培养了精益绿带 2 名,同时也带动了其他分院的 ICU 积极参与精益改善。项目负责人郭力恒也作为精益医疗绿带培训班的主讲老师,向全国同行推广自身经验,得到热烈反响。

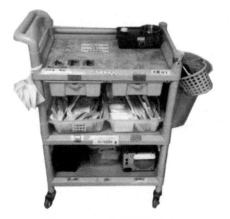

图 5-1-13 气管插管专车

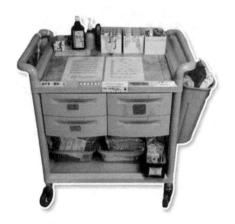

图 5-1-14 深静脉穿刺车

（编辑：夏 萍 | 审校：翟理祥）

专家评析：（齐奕 GE 医疗大中华区管理咨询总监）

医护人员是一群驾驭最复杂工具的人，面对急性心肌梗死的抢救，时间就是生命。本案例展示了广东省中医院的医护人员们不断精进，以国际标准高要求，优化流程，在患者生命危在旦夕时争分夺秒抢时间的一系列操作。以患者（客户）为中心的指导思想在案例中充分凸显，提高患者就诊医治的及时性可以大大增加患者的生存概率。就此目标，项目组依托精益理论的一系列工具，就该目标进行了"四诊"：

"望"：项目组观察并记录连续 6 名患者的整个诊疗流程，记录下数据，绘制流程图，让项目组全体成员看到全局；"闻"：项目组咨询各个参与诊疗的相关科室（重症医学科、急诊科、介入室、心血管科、影像科等），并组成跨学科项目小组，群策群力；"问"：项目组在发现流程中暴露的关键延迟环节后利用鱼骨图的根源分析法深挖问题根源，找到解决问题的突破口；"切"：项目组在究因过程中边发现问题边进行梳理改善，逐步利用"消除浪费""5S 抢救设备和药品""可视化管理"等系列精益改善工具，将痛而不通的抢救生命线逐步疏通……

项目改善的效果是显著的，D to B 黄金抢救时间大大缩短且优于全国平均水平，成了一个精益在广东省中医院长出的小苗，后来陆陆续续结出了累累硕果，而品尝这些硕果的是越来越多治愈的患者和惠及的家庭……

栽种精益医疗之树　绽放优质服务之花

高少茹　佛山市南海区罗村医院副院长

王愉　佛山市南海区罗村医院护理部干事

何洁茹　佛山市南海区罗村医院护理部主任

周慧萍　佛山市南海区罗村医院内三科主任助理

周佩仪　佛山市南海区罗村医院中心药房组长

许永先　佛山市南海区罗村医院手足外科主任

一、背景

2015年5月6日晚上9：00，佛山市南海区罗村医院发生了1例伤医事件。1名门诊男性青年因发热就诊，由于在药房取药打针的等候时间长达87分钟，加上护士打针时不能一针见血，致使患者怒火一触即发，将坐凳砸向了护士操作台。在我们每天呼吁杜绝暴力伤医事件的同时，我们是不是也应该换位思考，站在患者的角度去看待我们的医疗服务是不是真的存在一些问题？

我们时常在医院能听到患者或者家属发出"都等了半天了，还没有拿到药""怎么还在排队"的抱怨声。疾病对于一个人来说，本身就是痛苦的煎熬，若等待时间过长，不仅浪费患者及家属宝贵的时间，还会增加负面情绪，而且密集的人群严重阻碍了道路的通畅，妨碍医院的正常工作。如此下去，医患关系容易陷入恶性循环。

佛山市南海区罗村医院（以下简称罗村医院）作为一所近60年历史的二级甲等综合性镇级医院，有着地理位置的优势，来往就诊人数十分庞大。可困恼医院的"三长一短（挂号/缴费/取药排队时间长、看病时间短）"及停车难的情况却很难得到有效的解决。尤其是注射室和药房排队问题尤其突出。如何在不增加人力、物力的情况下，来解决我院就医排队等待时间长等一系列短板问题,是医院领导层不断反复思考的问题。

为更好地贯彻执行国家卫生和计划生育委员会《进一步改善医疗服务行动计划》,罗村医院推出改革新举措,率先于 2015 年 5 月在全国二级甲等医院中引入精益医疗。3 年多来,医院在摸索中前进,从开始的迷茫无措到如今的热情澎湃,大部分精益改善项目取得了明显成效。罗村医院的精益医疗,宛如一个富有生命力的种子,经过萌芽,逐步成长、开花……不断致力于持续改善。3 年多来,医院坚持精益管理实践,努力为患者提供最佳医疗服务体验,有效缩短患者等候时间,提升医护工作效率,降低运营成本和追求工作零缺陷。

二、做法

(一)育人才,提能力

医院十分重视对精益人才的培训。2015 年医院举办了两期精益医疗实践项目学习班,邀请广东省中医院精益医疗专家作项目导师,通过小班课堂理论授课和精益项目的评估分析,罗村医院第一批"精益种子"14 人顺利结业;2016—2017 年,以一把手院长为代表的 9 名精益骨干通过了广东省卫生经济学会和精益企业中国(LEC)的联合认证,获得了精益医疗绿带资格。

(二)做项目,提效率

以边做项目边辅导的方式来开展改善活动。多次邀请到精益医疗专家到现场培训及走精益项目现场,提出建设性意见,以提升我院精益人才的理论、实践能力,更好地开展项目。迄今为止,医院开展为期 3~6 个月的改善由开始的 5 个项目增加到现在的 50 个项目,医、护、药、技、后勤等科室都踊跃参与,在患者安全、优质服务、耗材成本和运行效率等方面取得了明显的成效。

例如:精益医疗项目《优化门急诊输液流程》改善成效显著。患者缴费后的价值流由 4 步节省为 3 步;原流程所需医务人员 4 人,改善后减少为 3 人;患者平均等候输液时间大于 30 分钟的人数由每天的 118 人下降到每天的 10 人,最长等待时间由 86.57 分钟下降至 42 分钟。患者等候输液时间的满意度达到了 95%。急诊科由 2015 年 29 个护士下降为 25 个护士,节约护士岗位 4 人。按一个护士一年的平均收入来计算,节约了 52 万元/年的人力成本支出。2016 年一楼西药房、大堂、收费处、急诊科的电费较 2015 年下降 8.4 万元。该项目每年为医院节省了约 60 万元,提升了患者就医感受的同时,又为医院运营节省了成本。

例如：精益医疗项目《优化门诊药房发药流程》通过流程拆分、整合等改善后，在同等工作量同等工作人员的情况下，药师由原来每小时服务病人数24人上升到36人，工作效率提高了50%，平均每天患者取药等待 >15分钟的人数由改善前97人下降到改善后的11人，最长取药时间由改善前87分钟下降到改善后39分钟。

例如：《缩短手足外科急诊住院患者手术等候时间》的改善成果显著（图5-2-1，图5-2-2）。急诊患者手术最长等候时间由改善前239分钟下降到改善后75分钟，最短等候时间由改善前67分钟下降到改善后40分钟，平均等候时间由改善前90.6分钟下降到改善后49.4分钟，缩短了手足外科急诊住院患者手术等候时间，对术后成活肢体起到了举足轻重的作用。

（三）建机制，促文化

为了保持精益的可持续发展，医院成立了精益医疗改善促进小组，每个科室设置了一块精益改善墙及区域负责人，鼓励医务人员参与发现问题"今天你发现浪费了吗"，只要在墙上贴上问题或建议的小纸条都能获得积分，由科室区域负责人定期上报职能科并组织讨论问题的解决办法，然后医院给予个人、项目组和科室奖励。精益促进小组在全院开展了精益改善建议墙活动，广泛收集问题及改善建议的工作，迄今为止共收集1050条建议，内容涵盖了医、护、药、技、后勤等各方面，发挥团队智慧解决跨科问题105条。

三、成效

精益医疗的内涵是关注患者、注重价值、快速治疗、尊重员工，并在此基础上进行持续改善，其价值目标涵盖3个方面——患者满意度增加、员工幸福感增加、医院特色文化建立。全球许多久负盛名的医院都开展了确有成效的精益医疗改善，不仅实现了医院运行效率和医疗服务质量的提高，同时强化了医院以"顾客为中心"的服务文化。

罗村医院开展精益改善的3年多时间里，运用精益管理的工具和方法，从患者的角度思考问题，根据医院的实际情况并围绕患者和医务人员不断优化了服务流程，消除了不必要的非增值活动，缩短了患者等待时间、提高了医护工作效率、保障了医疗质量，使医院业务稳定增长。2017年全年门诊量102万人次，出院1.8万人次，比去年同期增长7.55%；手术0.81万例，比去年同期增长11.57%。

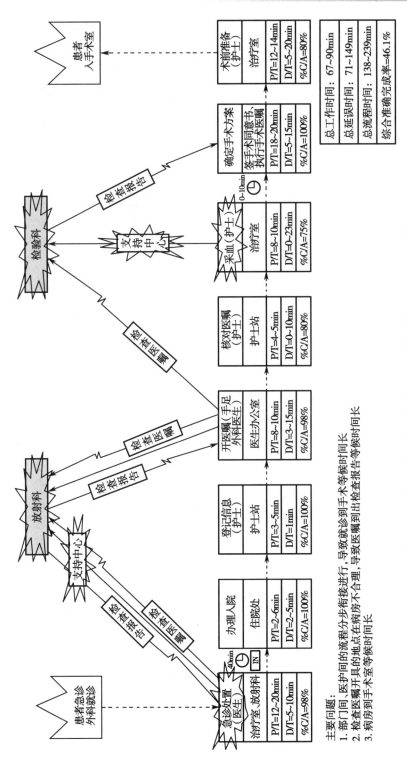

图 5-2-1　手足外科急诊住院患者"就诊到手术"现状价值流程图

主要问题：
1. 部门间、医护间的流程分步衔接进行，导致就诊到手术等候时间长。
2. 检查医嘱开具的地点在病房不合理，导致医嘱到出检查报告等候时间长。
3. 病房到手术室等候时间长。

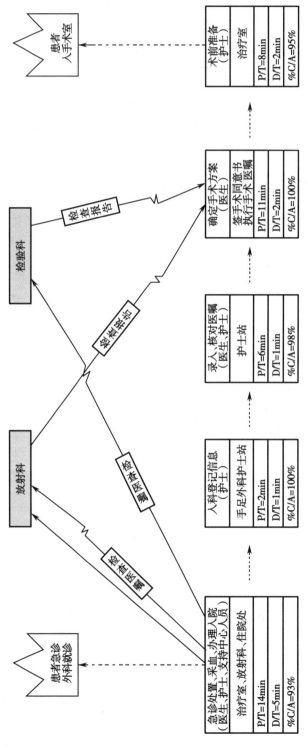

改善点：

1. 合并流程
① 将护士采血、办理入院流程合并到急诊处置同时进行。
② 护士采血前通知支持中心工作人员来准备运送标本。
③ 确定手术方案时，两位医生同时进行工作，一位医生录入手术医嘱。
2. 患者到放射科检查后直接送至手足外科住院部病房，减少患者在急诊外科等候放射报告时间，手足外科医生直接电子阅片。
3. 专科医生会诊，将病房医生需要开具的检查医嘱前置医嘱到急诊医生开具医嘱。

图 5-2-2　手足外科急诊住院"患者就诊到手术"未来价值流程图

此外,我们也看到了患者满意度的持续提升。佛山市南海区医管局每年均邀请第三方对患者及医院员工进行满意度测评。从2014年至2016年第三方测评结果可以看出,医院员工满意度位居全区15家公立医院前茅,患者满意度从2014年的85.63分上升到2016年的87.27分,在全区公立医院中排名中上水平。

2015年医院以题为"精益医疗实践"的项目参加佛山市南海区卫生和计划生育局(现南海区卫生健康局)医院管理创新奖评选,荣获全区第一名,受到了卫生和计划生育局领导的高度肯定。2017年7月,南海区医管局报道了罗村医院"精益医疗"模式,肯定了这一模式所取得的成效,并正式在全区医疗系统推广;同年11月,佛山市护理学会成立了护理精益管理专业委员会,罗村医院为主任委员单位(主任委员高少茹)。

精益医疗实践在罗村医院,其经历就像树木一样。一颗幼小的种子,只要长出幼苗,就要面对风雨,经过精心培育,生根,发芽,长叶,开花,结果,终于长成了成熟的大树。除了自身的条件外,还需要一个适宜的环境才能茁壮成长。要不断地施肥、修剪,如同要不断地历练方能有所成。愿罗村医院的精益医疗之树,汲取力量和勇气,开出鲜艳的花朵,结出丰硕的果实。

（编辑：夏　萍　区炳雄　王　琦｜审校：翟理祥）

 专家评析：（齐奕　GE医疗大中华区管理咨询总监）

　　相比一个个精益改善案例来说,本案例讲述的是一种文化在一个组织形成的过程。从一个恶性伤医事件引发的思考开始,换位从患者角度出发,重新定义客户价值,找到客户痛点,进行改善解决并精进,这应该也就只有医护这样的群体才会有的进取和达观吧。

　　文化形成的过程可以是漫长的,罗村医院领导层在3年的时间里就将精益文化引入并发展的过程同时也是一个变革管理的极佳案例。

　　理论告诉我们,改革者仅占全体人员的15%。在罗村医院,一把手在内的14位"精益种子"和9位"精益骨干"无疑就是这15%。当大多数人还在观望时,改革者们已经开始利用精益理论改善现有的流程。面对任何的变化,七成的人关心的会是"这个变化将怎么影响我的工作",

而精益工具的妙处正如案例中所说,是能够在不增加人力物力的情况下改善。案例记录了当罗村医院精益项目越来越多的参与者们见到了精益改善的效果,见证了改善的过程,品尝了精益的成果后,逐渐加入了精益实践者的队伍的过程。

精益工具并没有罗村医院的医护们熟识的医学那么繁复高深,看似简单的工具和理论在具体实践中并不容易做到。案例中罗村医院的精益践行者们却做到了,相信继续下去会有更多的成果在这棵精益之树上结出。

精益之路是一条追求完美没有终点的旅程。"言治骨角者,既切之而复磋之;治玉石者,既琢之而复磨之;治之已精,而益求其精也。"仅以此句与精益践行者共勉之。

案例三

精益在腹膜透析相关腹腔
感染聚集防控中的应用

张云　东莞康华医院院感科负责人

高杨　东莞康华医院肾内科负责人

潘喜露　东莞康华医院消毒供应中心护士长

陈俊　东莞康华医院手术室护士长

一、背景

腹膜透析相关腹腔感染直接影响患者透析疗效和增加病死率。引起腹膜透析相关腹腔感染的因素很多。控制腹腔感染全流程涉及不同的科室及岗位人员。人员、材料、环境、机器设备、制度流程等任何一个因素的违规都有可能导致感染的发生。除此之外，医疗、护理、行政、后勤每个部门也有可能会牵涉到。

如何提高工作人员的感染防控意识，做到规范操作，降低流程中人员操作的违规率，预防和控制医院感染的发生？如何强调协调行动，共同提高各项标准及要求的实施落地，并做到持续改善？这是感控工作者经常面临的问题。很多专家提出了多部门合作的方式，但在实际操作过程中，部门间的壁垒还是会成为改善与否的主要影响因素。

我们决定使用精益管理来降低腹膜透析相关腹腔感染的风险。"精益"起源于制造业生产控制与企业管理环节，核心内涵即以价值为出发点，逐渐作为先进流程管理工具被越来越多的领域所采纳，产生巨大的社会、经济效益，在医院也有广泛应用。本案例的实践，在于探讨精益管理方法在腹膜透析相关腹腔感染聚集防控中的应用价值，以及实施精益管理方法前后患者及护士工作满意度的变化。

二、做法

本项目通过使用精益的工具和方法,从终端客户(患者)的角度明确价值,并以价值流明确工作科室间的价值步骤,对现有流程进行分析,以"操作合规率"为关键指标,通过现场观察、绘制价值流程图,找出现有流程中的问题与浪费,深入分析其根本原因,消除不创造价值的环节。具体如下:

(一)确定改善主题,成立精益改善小组

首先成立由医院感染管理科、腹膜透析病区、手术室、消毒供应中心、医务部、护理部等科室的人员组成的项目改善团队,建立小组内部沟通制度。项目负责人接受过精益医疗的系统知识和工具的培训,同时请广东省中医院的精益医疗绿带担任项目指导专家。

(二)明确改善范围,制订现状检查表

小组讨论达成共识;明确了项目改善范围:从医生开具腹膜透析置管术医嘱到患者出院。围绕项目关键指标"合规率"讨论形成本项目的各环节检查表,且检查表由项目组所有人参照以前的风险清单、行业标准或指南制订。

(三)采用走动管理,现场观察分析

项目组成员到问题发生的现场寻找事实,对流程中的每个环节进行现场测量,倾听一线人员的建议及意见。基于现场观察的基础上,小组成员共同绘制现状价值流程图,寻找和分析浪费环节,同时绘制未来价值流程图。

(四)深入分析根因,逐步推进改善

项目组首先运用鱼骨图、5 个 WHY 等工具进行深入原因分析,找出引起合规率低的根本原因。然后,针对存在的问题及可能原因,采用帕累托图或失效模式和效应分析(FMEA)来确定改善优先秩序,共同拟定实施行动计划,并指定人员分工及职责、限期改进。改善行动包括:

规范了部分岗位人员配置,如腹膜透析病区按照指南要求按床位比配置腹膜透析护士,设置了腹膜透析置管术术中器械护士岗位。完善腹膜透析专职护士岗位工作内容,包括在院护理、腹膜透析患者档案管理、院外随访等工作。

建立了腹膜透析护士规范化培训大纲及实施进度体系、患者术后腹膜透析相关知识宣教大纲及掌握评价标准,以及腹膜透析患者居家护理沟通随访体系。

建立了标准化作业流程,尤其是手术室有腹膜透析病区的管理。如腹膜透析病区建立患者术后逐日腹膜透析操作流程,医生置管、换药流程,护士腹

膜透析液标留取操作流程等。

建立了科室自控流程：比如腹膜透析病区根据科室工作特点，建立了医生、护士等人员的作业流程评价标准并定期开展评价制度。以此形成计划、实施、检查、评价的科室自控，人人参与改善的机制。手术室借此建立了术中无菌操作、手卫生等岗位人员自控机制。

建立了科室间的协控流程，增进了全流程有涉及的科室或部门之间的信息交换与工作交接，如消毒供应中心、手术室、腹膜透析病区、耗材供应库等部门。

（五）定期项目评估，强调过程管控

项目按计划实施一段时间后，对项目改善情况进行评估与回顾，如计划了什么、实现了什么、没有执行到位的原因在哪等，检视并维护各环节检查表。同时，固化好的经验与做法，如腹膜透析置管术中评价标准、医院腹膜透析操作指引、医生术后换药指引、腹膜透析护士培训计划、患者系统培训计划等一系列运行控制文件。

三、成效

本项目应用精益管理的方法，邀请流程一线上的员工主动参与到改善小组行动中，进一步发挥其主人翁的责任感，发现问题并提出改进对策，改进理念由被动转为主动，工作积极性及改善成效显著。

（一）业务绩效管理指标得到改善

腹膜透析全流程的操作合规率由 48% 上升至 84%（χ^2=279.285，P<0.001）（表 5-3-1）。腹膜透析置管术、切口换药及腹膜透析各环节的操作合规率都明显提高。医护人员的手卫生执行率得到明显改善（χ^2=11.720，P=0.001）（表 5-3-1）。观察期内新置管患者术后的腹膜透析相关腹腔感染也由改善前的 17.65% 降至 4.76%（χ^2=4.870，P=0.030）（表 5-3-1）。患者满意度和护士满意度对比改善前后，得到明显提升，差异显著（表 5-3-2）。

（二）员工能力得到进一步发展

由于改善过程中，流程线上工作人员的意见得到充分尊重，他们更愿意积极参与到项目改善行动中。精益理念与实践都传递着"我们的态度是做任何事情都要善于寻求最好的解决方式"，持续改进是一个动态的过程。该项目实施过程个案"康华人的精益学习与实践"收录在《精益实践在中国Ⅲ》一书中，同时发表论文 1 篇和成功申报东莞市级科研课题 1 项。

表 5–3–1　全流程操作合规率、手卫生执行率及
感染发生率在精益改善前后的比较

评价项目	改善前（n=17）	改善后（n=21）
1. 全流程总合规率	48.00%	84.00%
腹膜透析置管术环节	60.00%	90.00%
腹膜透析环节	40.00%	80.00%
切口换药环节	40.00%	80.00%
2. 手卫生总执行率	43.14%	75.44%
医生手卫生执行率	40.00%	72.70%
护士手卫生执行率	45.10%	77.10%
3. 新置管患者腹膜透析相关腹腔感染发生率	17.65%	4.76%

表 5–3–2　患者、护士满意度在精益改善前后的比较

评价项目	改善前	改善后
1. 患者总满意度（改善前 n=17，改善后 n=21）	35.59 ± 2.85	43.43 ± 2.36
护士操作技术	4.00 ± 0.61	4.76 ± 0.44
护士操作前告知	4.24 ± 0.44	4.71 ± 0.44
护士服务态度	3.76 ± 0.44	4.86 ± 0.36
护士及时处理呼叫铃	3.59 ± 0.51	4.81 ± 0.40
护士指导正确服药	4.00 ± 0.50	4.86 ± 0.36
医生认真检查	3.88 ± 0.49	4.90 ± 0.30
耐心解答疑问	4.00 ± 0.35	4.86 ± 0.36
医生费用解释	3.65 ± 0.49	4.76 ± 0.44
医生服务态度	4.47 ± 0.51	4.90 ± 0.30
2. 护士工作总满意度（改善前 n=6，改善后 n=6）	31.67 ± 7.17	43.42 ± 3.90
接受腹膜透析专科知识培训	6.67 ± 2.07	8.67 ± 0.88
工作指引完备度	6.00 ± 1.79	9.00 ± 1.26
工作流程顺畅度	6.17 ± 1.94	9.00 ± 0.89
能够对患者进行腹膜透析知识培训	5.83 ± 0.75	8.67 ± 0.82
患者复诊配合度	6.00 ± 1.67	9.00 ± 1.26

（三）管理流程得到进一步优化

精益改善强调从"以病人为中心"的视角设计流程,完善布局,并持续优化,通过一步一步检验流程,不断消除流程中的浪费,并激励员工发现问题和提出见解。精益管理不仅提高了项目科室的服务质量和管理流程,还逐步成为医院职能管理的重要组成部分。

（编辑:夏　萍　区炳雄　王　琦 | 审校:翟理祥）

 专家评析:（齐奕　GE医疗大中华区管理咨询总监）

　　医学质量是医院管理的永恒话题。对于患者来说,如若在腹膜透析时操作不慎发生感染,将会给患者的治疗带来严重的影响。

　　在"确定质量"的环节中,医护人员秉承"让人们把必须要做的、值得去做的事情做得更好"的理念对透析流程进行整体梳理,对各个环节和每一位参与人员的操作进行了跟踪并加以改善,对感染进行预防。

　　曾经全世界大多数人都相信,预防——至少是大幅度的预防,是一件必须却又难以达成的,好比找到所罗门王宝藏之类的不切实际的事情。案例中新置管患者术后腹膜透析相关腹腔感染率的大大下降让我们看到了曙光。

　　找出一个让大家都能为改进质量而负责的方法,而又不需要人们承认过去的错误是精益工具可以助力的。

　　案例向我们展示了医疗质量是一种可以达成、可以衡量、可以实施的实体,而精益六西格玛的管理工具和方法在医疗质量的领域里大有可为。

从错误中学习并成长
——基于 AERS 管理体系构建患者安全文化

陈海啸　台州恩泽医疗中心（集团）主任

朱玲凤　台州恩泽医疗中心（集团）质量改进部主任

季一鸣　台州恩泽医疗中心（集团）副主任

罗文达　台州恩泽医疗中心（集团）副主任

徐颖鹤　台州恩泽医疗中心（集团）副主任

一、背景

不良事件是由医疗管理不善而不是由病人的基础条件引起的伤害。实施不良事件报告，减少不良事件，倡导从错误中学习，通过改善医疗流程缺陷，阻断可能构成患者利益损害的路径，提高医疗质量和病人安全，是被世界各国卫生组织证明行之有效的方法和途径。医院患者安全文化与预防医疗事故发生、减少负性事件的发生率有直接的联系。

台州恩泽医疗中心（集团）（以下简称"中心"）于 2005 年实施警讯事件报告制度，2009 年基于中心质量发展战略，建立医疗安全（不良）事件报告系统（adverse events reporting system，AERS）。通过对上报不良事件汇总系统分析，针对安全评估及调查中获得的信息，以问题为导向，围绕物质文化 – 制度文化 – 精神文化洋葱模型，运用六西格玛、A3、1+3 质量改进模式、负性事件同行评议等科学解决问题的方法，发展和实施质量和安全系统性改进，构建患者安全文化。

二、做法

（一）以物质文化建设为基础，提升安全基线

我们通过上报事件分析发现，事件发生与医疗设备设施、环境状态有关，因此医院围绕就诊环境安全，定期更新基础设施。医院先后投入 600 多万元，对双向供电专线进行改造，确保用电安全；推进无障碍医院建设，优化医院诊疗流程，消除物的不安全状态，为患者、员工提供安全的诊疗场所。开展医疗卫生信息与管理系统协会（HIMSS）认证，开发处方点评系统，引入全自动口服药包装机、自动发药系统和运用 PDA（掌上电脑）进行患者身份识别，从系统和源头上保障用药安全。实施设备预防性维护，消除设备的各种不安全因素，避免设备非计划故障，使诊疗服务处于可控和在控状态。

（二）以制度文化建设为支撑，构建安全保障网

1. 第一时间识别、评估、解决潜在的安全问题

Evans 对南澳大利亚 773 名医护工作者的调查结果显示，报告后没有任何的反馈是阻碍医护人员报告不良事件的最重要因素。中心运用整体思维、动态思维、闭合思维系统策划 AERS 报告和学习系统，建立完善的上报、识别、响应、评估、分析、反馈、跟踪、分享系统。实现一旦报告，系统自动触发提醒短信，发送相应处理小组成员，立即查看处理。在评估环节，将上报事件按严重程度、发生频度进行严重度分级矩阵（severity assessment code，SAC）分析，系统自动形成极高风险、高风险、中风险、低风险 4 个等级，针对不同分级采取行动对策。在解决问题环节，极高风险、高风险或频发事件，开展根因分析，系统自动提醒当事科室主任或护士长，于 15 个工作日内在 AERS 上反馈整改报告。相关部门对改进成效进行"红黄绿卡"可视化评估指导。

在 AERS 系统中开设信息反馈交流与分享学习专栏，建立经验资料库，分享应用最佳实践，收集和传递来自一线员工不良事件"1+3"等质量改进成果。改进案例汇编成册，使分散改进案例信息集成化，通过内部知识分享交流，识别最佳实践，进一步推广和应用，关闭类似不良事件，构建更加安全的医疗服务系统。

2. 非惩罚报告，创造公正安全文化

根据医疗安全事件性质严重度，将不良事件分为强制报告、自愿报告、免责报告。Ⅰ级、Ⅱ级不良事件需要强制报告；Ⅲ级、Ⅳ级不良事件需要自愿报告；当事人或科室遵循医疗常规，仍发生医疗意外情况，并已积极采取有效措

施,可申请免责并履行报告制度。同时 AERS 遵循自愿性、保密性、非处罚性原则。系统受理的自愿报告内容即隐患报告内容,或免责报告内容经调查,证据确凿,则可不作为医疗安全处罚的依据。杜绝了惩罚性环境、管理者态度等阻碍员工不良事件报告。鼓励患者、社会各方参与医疗安全,开设院外人士报告系统;患者等相关方在网上直接可以报告安全隐患,确保医务人员和患者双方都可以报告不良事件,旨在最大限度收集安全信息,倡导患者安全文化。

3. 管理者参与,提升组织内部信任

"管理者巡视"表明高层领导建立患者安全文化的决心,对患者安全文化的正向作用有较强的证据支持。制订院领导、科主任《不良事件管理精益理想行为》,规范院领导、部门主任不良事件管理。值班院长每天夜查房时对当天上报的每一例不良事件进行现场跟踪,指导科室进行不良事件整改,追踪落实有效性。院长或分管院长一旦接获极高风险事件应立即开展实地调查并提出处理意见,通过高风险事件指导相关部门分析整改,并于 1 个工作日内给出处理意见。每月对上报的不良事件进行系统性回顾,提出前瞻性防范措施。

4. 病人的力量,质量改进源动力

利用多种途径开展鲜活、易懂的患者健康教育。住院患者通过健康恩泽APP "住院管家"和健康教育手册,了解每天治疗内容和注意事项,做到诊疗服务可预期,及时反馈建议和意见,提高沟通有效性。

推行"安全医疗五步法"。在全院推广本地化的美国医院协会"安全医疗五步法",把患者视做医疗过程中的关键伙伴,鼓励患者在用药、手术和获取检查检验结果等过程中如果有任何疑虑,大声说出来。看病时,保留并带上曾服用过的所有药物清单(空药盒等),主动向主诊医生提供,让患者参与医疗服务过程。

5. 关注职工安全,改善执业环境

职工安全是患者安全的前提,患者安全 + 员工安全 = 医院安全,将医院安全与患者并轨。医院通过实施职业健康安全管理体系,关注职工执业环境如高温、噪声、生物、放射和建筑安全等问题,并将这些列入职工安全目标,明确标准,提供资源,精心组织以保证和不断改善职工的工作环境。先后出台《女职工特殊时期照顾关爱工作管理办法》《限制职工超长时间上班和带病上班的管理办法》《职工带薪年休假执行奖励办法》,加强对职工休假、超长时间上班和带病上班的管理和监控,如工作人员预计会发生超长时间工作时,主动及

时向部门负责人提出中止工作请求,在不影响病人治疗的情况下,协调资源给予解决,控制劳动负荷。确保安全的人员,在安全的环境中,执行安全的医疗。

(三)以精神文化建设为核心,让"一次做好"成为习惯

精神文化是推动患者安全文化的核心。中心通过精神文化的建设,更好推进物质文化和制度文化建设,形成良性循环,构建患者安全文化。

1. 标准引领,质量提升

采用系统脆弱性分析工具,对频发事件运用 FMEA 对每个环节输入人、机器、方法、材料、环境等因素开展失效分析,识别和评估可能对安全、健康、环境和信息系统等造成潜在影响的薄弱环节,采取积极的防范措施。建立清晰、公正、透明的安全隐患应急程序,如《火灾应急处理预案》《台风应急处理预案》《停电、停水应急处理预案》《传染病处理预案》《大批伤员处理预案》《放射事故应急处理预案》《信息系统故障处理预案》等,制订演练计划,定期组织预案演练,检验预案的灵敏性,提高员工应急事件处理能力,减少危害。针对演练中存在的问题,对预案进行持续改进。

2. 一次做好,拒绝差不多

质量文化一次做好,不害怕错误、不接受错误、不放过错误,一次做对,避免双重标准。医院于 2009 年明确提出患者安全目标"一项一项过,一个科室一个科室通"零容忍推进策略,成立患者安全目标项目组,制订《患者 / 职工安全评价指南》及配套的相关制度近 50 余项,开展患者安全认证活动,回顾流程和持续改进,确保患者安全活动深入到医疗服务全过程,每个医疗单元,实现预防产生质量。对标准及制度持续更新,目前已更新 4 个版次。

3. 群策群力,全员参与

(1)质量月:自 2009 年以来,中心根据年度工作主题,确定质量月活动主题,制订指导原则,设定目标,围绕全员、全过程、全方位参与开展质量月各项主题活动,如钉钉子、打马虎、拒绝差不多等。共搜索安全隐患事件 9075 起,鼓励职工主动认领解决安全隐患事件,形成"you see you act"(持续改善从我做起)的质量安全文化,让"患者安全的小船,可不能说翻就翻"。

(2)学习月:自 2010 年以来,开展学习月活动,营造学习氛围,引导干部职工学以致用、活学活用,倡导在工作中学习、在学习中工作。共提交读书心得 5910 篇、实践项目 4274 个,分享好文好书好图好歌 10 364 篇。对学习月活动申报的实践项目,鼓励干部职工开展最佳实践分享,快速模仿学习。

(3)合理化建议活动:自 2005 年开展"我有金点子"合理化建议主题活

动,倡导职工在方便患者、细节服务、质量管理方面提出建设性的改善意见或构思。收到合理化建议 137 291 条,采纳建议 30 729 条。

4."患者安全我最行"典型案例征集活动

开展优秀患者安全改进案例征集评选活动,共征集患者安全典型改进案例 242 项,评出优秀项目 60 项,给予一定物质和精神奖励,并重在推广最佳实践案例,倡导快速学习分享成功。近 3 年来,中心每年上报不良事件超过 4000 件,即每百张床位年上报不良事件近 150 件。

通过微信等自媒体方式向职工、病友发布"恩泽十大患者安全关注事件",从错误中学习,年改进重点不良事件近 500 起,如针对沟通导致医疗不良事件,推行 SBAR 沟通模式,建立规范化信息沟通程序,正确及时传递关键信息。较好地实践了从错误中学习、在改进中成长,全员全过程全面关注患者安全和持续改进氛围日趋浓厚。

三、成效

恩泽医疗中心利用 AERS 管理体系,通过信息和资料收集,以问题为导向,围绕物质文化 - 制度文化 - 精神文化建设,培养患者安全文化,从而创建更加安全的医疗服务系统。恩泽医疗安全管理的成功经验,说明管理者的行为是患者安全文化形成的关键,非惩罚性报告是患者安全文化建立的基础,不良事件报告信息数据的利用是患者安全文化促进的有力保障。

管理层需要改变管理模式,避免将过多精力集中在人的问题,忽略系统的改进,不利于持续改善文化的建立,还可能导致员工担心受罚,不报告不良事件。及时发现事故隐患或危险状况,为医疗安全整体系统功能完善提供决策性支持、改进的空间和方向,传播安全信息,分享经验教训,固化机制,关闭类似事件,营造"人人讲安全,人人为安全"的质量安全文化氛围,是促进患者安全文化建设的有力保障。

2010—2017 年的 8 年来,集团下属各院区不良事件报告数量和改进例数不良事件报告数量显著提高(图 5-4-1,图 5-4-2)。不良事件报告数量从 2010 年 1183 起上升至 2017 年 5210 起,其中Ⅳ级不良事

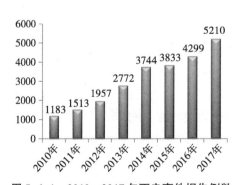

图 5-4-1　2010—2017 年不良事件报告例数

件即隐患类事件成为主要报告内容,说明职工安全意识、质量意识、参与管理意识已经形成,患者安全文化蔚然成风(图 5-4-1)。不良事件改进从 2010 年 133 起提高到 2017 年 1108 起,医院管理者以不良事件报告为切入点,从错误中学习,持续改进系统安全(图 5-4-2)。不良事件漏报从 2013 年 104 起下降到 7 起(图 5-4-3)。

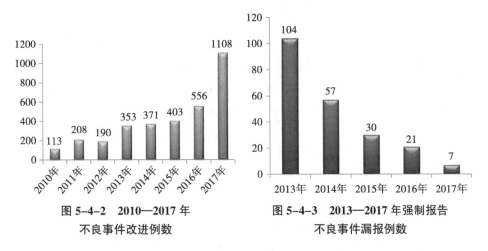

图 5-4-2　2010—2017 年不良事件改进例数

图 5-4-3　2013—2017 年强制报告不良事件漏报例数

医院安全文化得以有效提升,表现在部门内部合作、团队学习、推进患者安全的管理计划与措施、失误反馈与交流、沟通的开放性等积极评价率明显提升。AERS 已在医联体医院推广应用,指导建立不良事件报告系统和医疗风险防范体系,推动基层医院医疗质量有效提升,保障医疗安全。

AERS 管理体系也获得了许多行业认可和嘉奖,如此案例获 2018 年中国医院管理案例评选铜奖。AERS 获计算机软件著作权,并在省内外 15 家医院推广应用。近 3 年,省内外近 150 家医疗机构来院学习不良事件管理。医院是首批中国患者安全联盟成员单位,陈海啸院长是患者安全联盟和"国家患者安全报告和学习系统"核心专家,参与系统的策划和研究,提供恩泽实践经验。患者安全实践得到国家、省卫生和计划生育委员会认可,2016 年被授予浙江省"质量和安全培训基地"。近 3 年来,10 余项不良事件改进案例获中国医院协会优秀案例。

（编辑：夏　萍 | 审校：翟理祥）

专家评析：(温伟群　原广东省卫生和计划生育委员会副巡视员)

　　不良事件是医疗质量与安全监控的重要组成部分。近些年,中国医院协会发布的"患者安全十大目标"也在结合我国医院质量与安全管理工作的实际不断地改进,使之更加简明,更具操作性。台州恩泽医疗中心(集团)通过以问题为导向,运用管理科学工具,围绕物质文化 - 制度文化 - 精神文化建立起不良事件管理的保障网,并且经过十多年的努力,取得了卓越的成绩。在这之中,离不开中心管理者对不良事件管理的高度重视和积极参与。虽然目前非惩罚性不良事件报告已在我国普遍推开,但是能够获得患者、职工的满意以及行业如此认可的较少,这体现的是中心的领导力与执行力。他们实施零容忍推进策略,关注的不仅是患者安全,还有职工安全,甚至出台了《限制职工超长时间上班和带病上班的管理办法》,因为他们深知没有职工的安全就没有患者的安全。他们不仅有医护人员的不良事件报告系统,还开通了院外人士报告系统,鼓励患者与社会各界参与到管理中来,也使得医院的不良事件管理更为全面扎实。更为难能可贵的是,他们重视不良事件的分享,不仅在内部分享经验教训,还将 AERS 系统推广应用到医联体等医院,进一步推进我国不良事件管理的发展,共筑医院安全文化。

应用精益管理降低护士
输液针刺伤发生率

陈惠超　广东省中医院护理部副主任

黄绮华　广东省中医院大妇科护士长

何为　广东省中医院大学城医院外三科护士长

庄平　广东省中医院大学城医院脑病五科护士长

孙蕾　广东省中医院医院感染管理办公室

一、背景

2012 年美国急救医学研究所（Emergency Care Research Institute，ECRI）发布的报告显示，针刺伤和锐器伤是医护人员与其他医疗工作者的十大危害之一。针刺伤是医务人员职业暴露感染血源性疾病的主要途径。针刺伤职业暴露不仅损害了医务人员的身心健康，还会增加针刺伤的疾病经济负担。护士是针刺伤的主要高危人群，而因静脉输液操作引起的针刺伤又是护士最常见的职业损伤。

广东省中医院 2014—2016 年共发生针刺伤 159 例，且呈逐年上升的趋势，其中护士约占 49%，为暴露人员之最；与静脉输液操作相关的暴露例数约占 61%。针刺伤职业暴露问题不仅是护士个人防护需要重视的问题，也是医院管理者亟待迫切解决的问题。为了减少针刺伤意外的发生，我们将精益医疗的理念和方法应用于护士输液针刺伤的防范中，并在大学城医院进行试点改善，取得了较好效果。

二、做法

(一)采集数据,设定目标

2017 年 4 月,由广东省中医院护理部发起,与医院感染管理办公室、设备管理处、病人服务中心、教务处及脑病科、呼吸消化内科、普外科、心血管内科等临床科室,成立跨部门合作的精益改善项目组。

项目组通过现场观察,绘制静脉输液实际操作流程图(图 5-5-1),小组成员头脑风暴找出针刺伤的 33 条影响因素,据此设计针刺伤原因点检表(表 5-5-1),制订数据采集计划,并按照发生的环节分类统计。共观察护士操作 323 人次,追踪输液人数 3657 人。发生针刺伤 10 人次,其中整理输液器时针头划破手指 6 人次,拔除留置针针芯时刺伤手 2 人次,丢弃锐器时头皮针回弹刮伤 2 人次,针刺伤发生率为 2.73‰。根据 SMART 原则,项目组设定目标为输液针刺伤发生率由 2.73‰降至 0,让护理人员远离血源性获得传染病的风险。

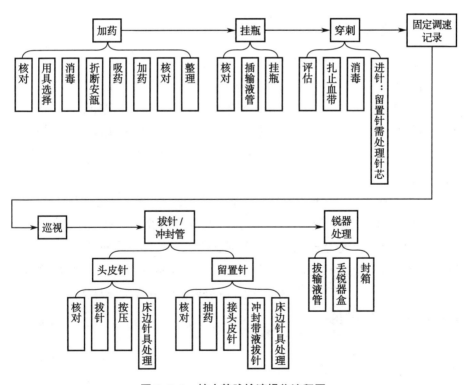

图 5-5-1 护士静脉输液操作流程图

表 5-5-1 护士针刺伤原因点检表

环节	针刺伤具体原因	例数（第1周）
折断安瓿	徒手掰断安瓿	
	硬物敲断安瓿	
	未使用砂轮割锯安瓿颈部	
	安瓿质量问题	
吸药	砂轮未完整切割充分	
	取抽药注射器针帽手法错误	
加药	加药时，注射器针头未平行进针（软袋）	
核对	手触安瓿切口	
整理	分离抽药注射器针头	
	二次处理安瓿、玻璃碎屑、注射器针头等加药产生的锐器	
插输液管	未平行插管（软袋）	
进针	一次性头皮针穿刺前，未平行拔针帽	
	留置针穿刺时退针芯	
	打留置针时处理针芯不当	
	已有留置针时，头皮针未平行进入肝素帽	
拔针（头皮针）	拔头皮针前，核对发现需要换瓶被输液管插管针头刺伤	
	拔头皮针时，拔针手势不正确	
	拔头皮针后，头皮针插于茂菲氏滴管	
	拔头皮针后，头皮针插于输液瓶口	
	拔头皮针后，徒手握头皮针	
拔针（留置针）	拔留置针前，核对发现需要换瓶被输液管插管针头刺伤	
	拔留置针前，抽封管液注射器针头回套	
	拔留置针前，抽封管液（软袋）未平行进针	
	带液封管时，头皮针弹出	
	拔留置针后，头皮针插于茂菲氏滴管	
	拔留置针后，头皮针插于输液瓶口	
	拔留置针后，头皮针丢于排水盒	
	拔留置针后，徒手握头皮针	

续表

环节	针刺伤具体原因	例数（第1周）
锐器处理	剪输液器针头	
	拔输液管手势欠妥	
	一次处理多副输液器针头	
	锐器未完全投入锐器盒	
	扔锐器手法欠妥	
	徒手捡锐器	
	锐器盒过满	
其他	整理治疗车时，玻璃碎裂划破手指	
	安瓿置于注射器顶端，将手指划破（推针）	
	加药时被隔壁已开启的玻璃安瓿割伤	

（二）原因分析，确定主因

根据数据采集结果，锁定发生针刺伤的关键环节在拔针、丢弃及整理这3个环节。使用亲和图（图5-5-2）梳理3个环节中可能导致针刺伤发生的原因，主要为拔针手法不当、丢弃时针头外露及锐器盒投放不便三大方面。针对这三方面问题用点检表对护士拔针操作及拔针后处理进行跟踪观察，并统计留置针使用率。结果显示，床边针具处理准确完成率3.1%；留置针使用率55.25%。访谈了249位护士，其中有84.5%护士认为锐器盒投放不便。根据

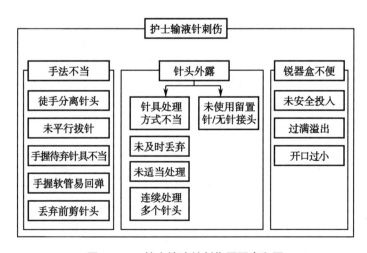

图5-5-2 护士输液针刺伤原因亲和图

以上结果,明确主要影响因素,包括针具处理方式不当、未使用留置针及无针接头、锐器盒投放不便。采用5问法(图5-5-3),找到最根本原因,包括护士宣教不到位、安全意识不强、治疗车不便捷、锐器盒位置不便捷4个根因。

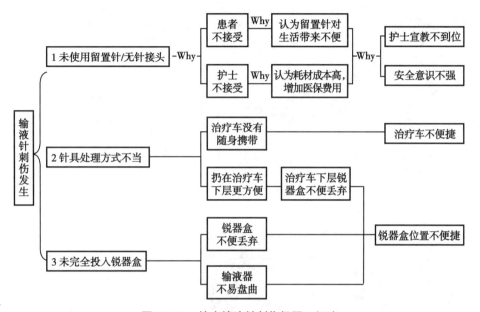

图 5-5-3　护士输液针刺伤根因 5 问法

（三）针对问题,逐点击破

问题一:护士宣教不到位

1. 改变宣教方式,将宣教可视化

部分患者对留置针及无针接头使用认知不足,认为留置针影响自身的日常活动,因而不愿意使用留置针。为消除患者的顾虑,传递正确的防护血管知识,项目组改变宣教方式,着重加强对新入院患者有关留置针日常护理的宣教,将宣教内容可视化,并在床边进行一对一指导(图5-5-4),传递留置针对保护血管的重要性,并教会患者留针期间如何进行日常活动,提高患者对留置针使用的依从性。

问题二:护士安全意识不强

2. 多途径开展安全防护教育,将培训常态化

护士对自我的防护意识不足,总存在侥幸心理,认为自己不会受伤。为此,项目组定期进行安全防护教育,强化职业防护知识的安全意识;通过工作坊、神枪手选拔、穿刺经验交流会等方式提高护士的静脉穿刺技巧（图 5-5-5），强化护士的执行力。

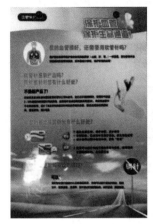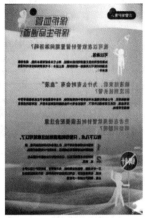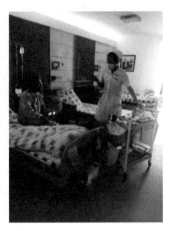

图 5-5-4　留置针日常护理宣教及床边指导

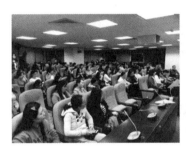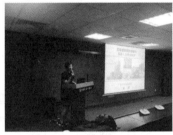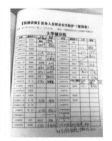

图 5-5-5　护士职业安全防护教育

3. 推动安全针具使用，将执行情况公开化

改善前，安全针具的使用率不高，项目组从减少针刺伤的源头出发，着力提高留置针以及无针接头使用率，提出"零钢针"要求。监控临床科室安全针具的使用率并公示，推动临床科室对留置针、无针接头的使用，从器具上保证护士的安全，将针刺伤的源头"钢针"使用率降至最低。

4. 改良输液器

项目组提出了"零钢针"的要求。科室表示，有部分病人由于血管条件较差，无法使用留置针，仍需使用钢针。项目组集思广益，与厂家联动，在现有输液器上增加安全型装置（图 5-5-6），让针具在拔除时回缩，避免拔针后针头暴露在外，减少护士受伤的风险。

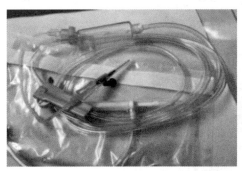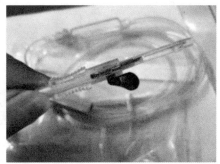

图 5-5-6　带安全型装置的输液器研发

问题三：治疗车不便捷

5. 改变针具处置地点

既往护士在病房拔针后，手持输液器及针头带回治疗室丢弃，增加针刺伤的风险。项目组采用"车跟人走，随用随弃"的方式（图 5-5-7），针头的处置地点由处置室前移到床边，减少护士携带锐器走动的多余环节。

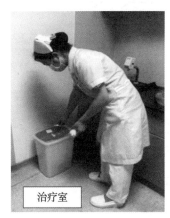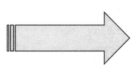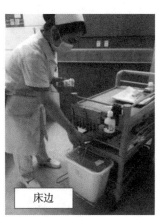

图 5-5-7　改变针具处置地点

6. 创新设计治疗车

原有的治疗车为兼顾多种用途，用物、体积都相对较大，单纯进行加药、采血、拔针等简单操作时，不便推车前往病房。为做到"车跟人走"，项目组从投弃锐器的便利度、护士携带的方便性等角度出发，设计结构简洁的治疗车（图 5-5-8），方便护士使用、携带及投弃锐器，工作更加便捷。

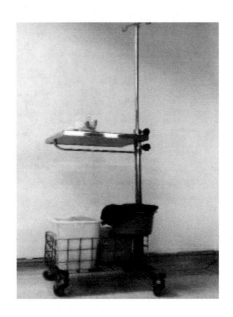

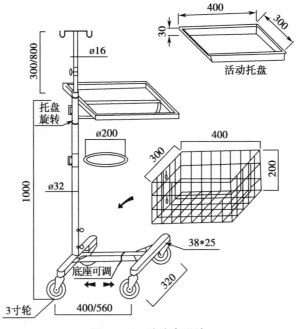

图 5-5-8 治疗车设计

问题四：锐器盒使用不便捷

7. 改变锐器盒位置

既往锐器盒放置在治疗车下层，护士在丢弃锐器时，需要弯腰投弃，并由于视野受限,容易误伤自己。项目组调整锐器盒摆放位置及尺寸,将锐器盒移动到治疗车的一侧(图5-5-9),解决护士投放视野受限的问题,避免丢弃时由于空间过窄或视物不清致锐器回弹发生针刺伤。

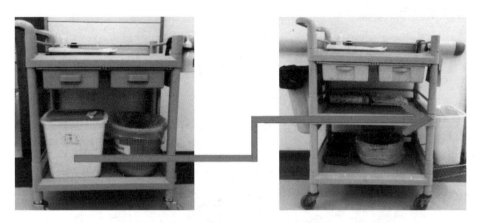

图 5-5-9 调整治疗车锐器盒放置位置

三、成效

通过本项目的有效干预,护士输液针刺伤发生率由2.73‰下降至0.13‰(图5-5-10);正确处理针头比率由3.10%上升至61.43%。减少了医院针刺伤的发生,减少了医务人员获得血源学传染病的风险因素,避免了卫生资源的浪费。改善措施在广东省中医院大学城医院25个临床科室铺开实施。全球医务人员每年针刺伤引起的感染人数中HIV1000例、HBV66000例、HCV16000例,分别占全部医务人员相关感染的4.4%、37%、39%。项目开展过程中,我院针刺伤所致职业暴露未发生相关感染。

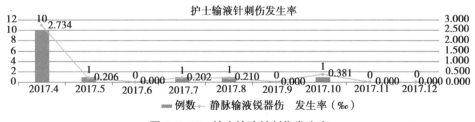

图 5-5-10 护士输液针刺伤发生率

项目的持续改善取得了一定的成效,也相继获得一些荣誉。如2018年广东省卫生和计划生育委员会指导、广东省卫生经济学会卫生经济与文化专业委员会主办"第四届全面优质服务管理擂台赛"银奖,2018年全国第七次精益管理项目发表与研修活动的"示范级"技术成果奖,2018年中国质量协会质量技术奖精益管理优秀项目(图5-5-11),2018年广东省护理学会优秀护理质量管理项目二等奖。

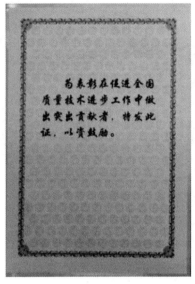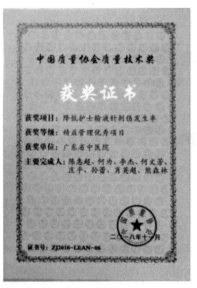

图5-5-11　2018年中国质量协会质量技术奖精益管理优秀项目

（编辑:夏　萍｜审校:翟理祥）

 专家评析:（齐奕　GE医疗大中华区管理咨询总监）

　　由于护理工作的特殊环境,护士极易发生职业暴露,感染疾病。"超过25种血源性病原体可通过血液、体液传播。其中乙型肝炎病毒（HBV）感染占常见病原体感染总数的比率最高,达55.93%,依次为人类免疫缺陷病毒（HIV,30.15%）、丙型肝炎病毒（HCV,10.17%）、梅毒（3.39%）",而在医院这个病原体最集中的地方,针刺伤无疑成为了医务工作者处于高感染风险的处境之一。

　　降低针刺伤发生率的项目从整个流程上不仅达到了预期的效果,改善措施还可以扩大推广,提供给医务工作者更加安全的操作环境,同时减少了医护人员因受伤引起的负面心理压力和职业倦怠。

　　该案例是精益文化在广东省中医院落地生根,成为优质服务进步阶梯上的一个理论工具的体现。由一群在一线工作的精益绿带师和精益思想爱好者实践者组成的团队,反复改善每一个价值流,以人为本地梳理审视每一个流程以及流程对客户(患者)和操作人员(医务工作者)的影响,以期找出使其流动得更好、拉动得更平顺的方法。在这些广东省中医院的精益钟爱者们那里,在追求尽善尽美的过程中,每个价值流能够不断得到改善。在参加过数次精益项目汇报、评比和服务擂台赛等活动后,我也有幸见证了他们真的在不断地做出改善。

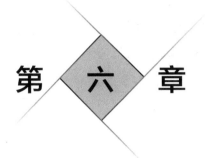

第 六 章

优质服务的未来图景

——推进智慧医疗

要点

发挥信息优势

推进智慧医疗

提升服务效能

助力服务改善

基于信息化改善的
智慧医疗服务新模式

夏慧敏　广州市妇女儿童医疗中心主任

曹晓均　广州市妇女儿童医疗中心数据中心副主任

一、背景

广州市妇女儿童医疗中心（以下简称"广州妇儿中心"）成立于2006年9月，由原广州市儿童医院和广州市妇幼保健院（广州市妇婴医院）整合而成，是一所三级甲等妇女儿童专科医院。医院总占地面积3.7万 m^2，建筑面积近13万 m^2，核定床位1400张。现在职人员3175人，高级职称人员431人，硕士以上学历832人，博士和硕士生研究生导师129人。2017年全年门诊量470万人次，住院病人13.6万人次，手术量8.37万台次，分娩量3.38万人次。

一直以来，看病就医"三长一短"（挂号排队时间长、看病等候时间长、取药排队时间长，医生问诊时间短）既是困扰医院和患者的"老大难"问题，也是医疗服务改革的"痛点"。广州妇儿中心面临同样的难题。

为了进一步改善患者就医体验，广州妇儿中心从2010年开始引入广东省省情调查研究中心开展第三方满意度调查，对难题进行深入剖析。调查内容包括医院的总体印象、服务态度、服务质量、医院环境、价格感知、医德医风等6个方面，采取等额随机抽样的方法对门诊患者、住院患者和患者家属进行现场拦截调查访问。

调查报告显示，患者对广州妇儿中心医德医风、医疗技术水平、医疗设备满意度较高，但有60%左右的患者希望缩短等待时间。因此，缩短等待时间是医院最需要解决的关键问题。而其中，患者认为最应该缩短等候时间前三名的环节分别是收费等候时间、挂号等候时间及科室候诊等候时间。医院围绕这些突出的问题积极寻找对策,根据就诊人群以年轻人为主体的实际情况以及网络支付蓬勃发展的趋势,提出开展"移动智能医疗系统"建设的创新设想,并逐步实施,取得了较好的效果。

二、做法

医院提出"移动智能医疗系统"建设设想后,经过 1 个月时间的建设与测试,于 2014 年 4 月 28 日在支付宝公众服务号中实现移动智能医疗系统,通过在院前、门诊、住院、出院等环节运用移动互联网技术,为医院门诊流程优化带来新的尝试,为患者带来全新的就医体验。

（一）以患者为中心的智慧医疗建设

患者通过医院移动智能医疗系统即可实现线上建卡、当班挂号、预约挂号、门诊排队候诊、门诊缴费、诊间预约、检查检验报告查询、住院清单查看、住院押金补缴、电子病历查询和满意度调查等一站式就医服务。

实施移动智能医疗系统前,就诊流程是:

患者预约挂号→现场排队挂号(预约现场取号)→门诊护士站分诊报道→就诊→现场排队缴费→检验检查—客服中心取报告→返诊→现场排队缴费→药房→离院。

实施移动智能医疗系统后,就诊流程是:

患者移动预约挂号(或当天挂号)→门诊护士站分诊报道→就诊→移动缴费→检验检查→返诊→移动缴费→药房→离院。

通过比较可以发现,基于移动支付的新流程减少了患者在现场排队挂号(取号)、现场排队缴费、客服中心打印检验结果等环节,而这几个环节都是患者需要现场排队,造成等候时间长的重点环节。现在通过移动支付免去上述这几个环节,不仅能大量节省患者等候时间,同时也能使整个门诊就诊流程更加紧凑,效率更高(表 6-1-1)。

以医院业务高峰期(8:00—12:00)这一时段举例说明新旧流程的对比:

患者现场等候挂号平均时间为 12.6 分钟,而使用移动智能医疗系统直接免去这部分等候时间。

患者现场挂号到就诊平均时间为 43.3 分钟,而患者使用移动智能医疗系统挂号到就诊平均时间为 26.4 分钟,节省 16.9 分钟。

就诊后,患者现场缴费平均耗时 22.6 分钟,若患者使用移动智能医疗系统进行诊间支付平均耗时 4.3 分钟,节省 18.3 分钟。

表 6-1-1　新旧门诊流程对比表

环节	旧流程	新流程
挂号	患者现场排队挂号	患者无需现场通宵排队
	患者预约成功后到医院现场排队取号	无需现场取号
	黄牛党猖獗	有效杜绝黄牛党问题
缴费	现场排队缴费	手机在线支付
	等候时间长	简便快捷
	收费大厅人流密集,人满为患	有利于分流患者,减少人员聚集
取报告	被动等待报告完成	系统主动提醒患者报告完成
	患者需到现场取报告	手机直接查阅报告结果
	报告保存不方便,容易丢失	报告电子化,方便保存和存储
医患互动	医生与患者交流基本是面对面	医生和患者可以在线互动交流
	患者对医院的评价、投诉基本通过电话和书面形式	患者可以在线反馈、评价和建议

患者移动缴费后等候发药时间为 10.8 分钟,相比现场缴费节省 0.6 分钟。

可见,在医院业务高峰期,使用移动智能医疗系统平均在院逗留时间为 41.5 分钟,比使用现场方式减少 48.4 分钟,节省一半时间(表 6-1-2)。

表 6-1-2　患者在院逗留时间对比表

方式	现场(分钟)	移动(分钟)	节省时间(分钟)
等候挂号时间	12.6	0	12.6
挂号至就诊时长	43.3	26.4	16.9
就诊至缴费时长	22.6	4.3	18.3
缴费至发药时长	11.4	10.8	0.6
总耗时	89.9	41.5	48.4

(二)门诊"非急诊挂号全面预约"新模式

为响应国家卫生和计划生育委员会大力推进分级诊疗的号召,引导患者合理有序就医,推动医疗资源合理分配及打击"黄牛党",保障患者合法的就诊权益,广州妇儿中心从 2015 年 10 月 8 日起在珠江新城院区、儿童医院院区及妇婴医院院区同时推行"非急诊挂号全面预约"的新模式,成为省内第一家全面取消非急诊人工挂号窗口的医院。

为保证"非急诊挂号全面预约"模式的顺利推广,方便患者预约我院号源,医院对所有预约挂号方式进行了统一整合;患者可以通过医院手机微信平台、支付宝平台、医程通系统、广州市集约式预约挂号平台、医生诊间预约、出院复诊预约、自助机以及电话(12320、12580、114)等8种方式进行预约。与此同时,医院所有号源均通过医院信息系统进行统一调配,实现门诊专科号可提前3个月预约,普通门诊号可提前7天预约,确保医院号源发放的连续性。医院门诊在实施"非急诊挂号全面预约"新模式后,整体预约率有了明显提升,现日均门诊预约率稳定在94%以上,实现了有序的分时段预约挂号及就诊。(图6-1-1,图6-1-2)

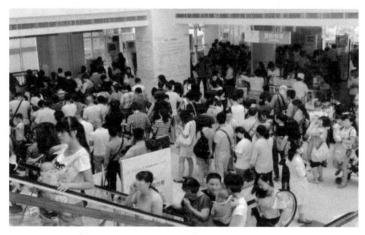

图6-1-1 实施全预约前挂号处排队场景

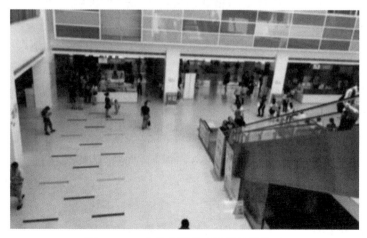

图6-1-2 实施全预约后挂号处零排队

（三）移动医保支付与信用就医

2015 年 4 月，广州市首个实现患者医保个帐移动支付的 APP 在我中心正式上线运行。该 APP 率先在技术上实现了医保实时结算及医保个帐手机支付。医生开具医保处方后，只要是医院的医保用户，系统自动与医保系统交互计算医保报销部分与个人应付部分，且个人应付部分可选择通过医保卡进行支付，极大方便了广大患者更好地享受各项医保服务，实现线上医保惠民。

随后在 2016 年 2 月，广州妇儿中心联手蚂蚁金服旗下支付宝、独立第三方征信机构芝麻信用，在全国率先推出基于信用的"先诊疗后付费"服务模式，成为全国首家信用医院。当患者芝麻信用分数达到 650 分，并且没有负面记录，则用户可以选择尊享信用 VIP 服务，在就诊时先就诊，等所有就诊项目完成后，才自动划扣当日所有费用。患者使用芝麻信用先诊疗后付费后，又可以进一步节省移动缴费所需的时间，从而使得患者在院逗留时间进一步缩减，效率进一步提高。

通过医保移动支付以及芝麻信用先诊疗后付费的实施，进一步提高我中心互联网＋医疗应用水平和覆盖面，同时也进一步提升患者的就医体验。

（四）门诊孕产妇自助体征采集

随着国家二孩政策的实行，2016 年我院产科门诊孕妇就诊量达 16.1 万人次，较 2015 年孕妇就诊总量的 14.1 万人次增长了 13.7%。由于场地限制，随着孕妇数量的激增，我院产科门诊就诊秩序受到较大挑战，具体体现在孕妇等候时间大幅增加，给孕妇就诊带来极大不便。

经过医院对现有的产科门诊流程进行调研，发现孕妇在我院产科门诊就诊有以下环节——建档、测量体征、护士站报到和候诊等候。每个环节均需要排队等候，流程各自独立与分散，没有形成一体化的系统业务流程，孕妇需要多次重复排队，从而导致孕妇等候时间过长。如表 6-1-3 所示，孕妇在报到前各流程等候时间（建档等候、检查设备等候、护士站等候）占据其总等候时间约 70%。因此，减少产科门诊孕妇报到前的排队等候时间是首要改善目标。

针对主要问题及管理目标，医院从报到流程、人力资源、信息共享、检测位置布局、宣传指引等五方面查找问题并制订相应整改措施。具体解决措施如表 6-1-4 所示。

表 6-1-3　产科门诊孕妇各环节排队等候时间

序号	排队环节	等候时间（分钟）	测算依据
1	建档等候	25	人工测算
2	检查设备等候	10	人工测算
3	护士站等候	13	人工测算
4	就诊等候	21	系统测算

表 6-1-4　现状与解决措施对照表

序号	现状	解决方案
1	产科门诊报到流程冗余繁杂	采用物联网＋移动互联网技术，优化
2	产科门诊护士数量不足	报到流程，减少人力资源投入，实现信
3	信息共享程度低，护士需要手工录入孕妇体征信息	息互联互通及共享
4	检测设备位置布局不佳	重新部署检测设备的摆放位置
5	宣传指引不够	加强宣传指引工作

　　为解决产科门诊原有孕妇报到前多次重复排队问题，医院与厂商合作打造全国首个产科门诊孕妇全自助一体化系统。该系统结合自助设备，如血压计、身高体重秤的应用，并与医院微信服务号结合，利用条形码、二维码扫码、刷卡器刷卡、手工录入就诊卡号等方式来识别孕妇，从而进行自助测量孕妇体征信息。

　　医院将自助报到设备投放在报到区，前来就诊的孕妇只要扫一下就诊卡或病历本上的条形码，利用身高体重秤和血压计自助完成体重、身高和血压数据的采集，而测量数据可以实时传送至医院信息系统（HIS），孕妇可直接前往就诊，医生可以随时调阅这些数据。自助报到设备可判断孕妇是否已经预约挂号（无预约挂号，系统不进入自助测量流程）、是否属于需自助测量挂号类别（营养门诊、咨询门诊无需测量报到）、是否迟到（医院有挂号就诊时间段限制），并且智能判断异常测量结果，从细节上优化业务流程，实现最优流程。

　　与此同时，孕妇通过手机预约我院产科门诊号源，当孕妇首次在我院产科门诊时，系统会给孕妇推送自助建档页面，孕妇可直接填写个人基础档案信息并保存，然后于就诊当天到医院产科门诊建档室进行孕妇信息核对与确认，从而降低了建档室护士工作量，提高了建档效率。

自该项目实施后,为孕妇节省 28 分钟的排队等候时间,比原来节省将近 40% 的等候时间,如表 6-1-5 所示。以医院每年 16.1 万次的产检次数,每次节省 28 分钟计算,一年可为孕妇节省 161 000 × 28/60=75 133 小时。

表 6-1-5　孕妇等候时间对比表

排队环节	实施前（分钟）	实施后（分钟）	测算依据
孕妇建档等候	25	20	人工测算
检查设备排队等候	10	5	人工测算
孕妇护士站排队等候	13	0	系统测算
孕妇就诊排队等候	21	16	系统测算
合计	69	41	

三、成效

广州妇儿中心作为医院信息化建设的最早探索者之一,先后将"多途径预约挂号""先诊疗后付费"等成果应用于患者的日常就诊服务中,极大缩减了市民等候时间,获得社会广泛好评。近几年,医院更是加大在互联网+医疗这一全新领域的探索与实践,有效地实现了医院与患者之间随时随地的互动,让患者享受到信息技术发展而带来的便利,孕妇满意度从项目实施前的 68.7% 提升至项目实施后的 81.3%。本案例也由此获得 2017 年中国医院管理奖信息管理十大价值案例和中国医院管理奖信息管理十大口碑案例称号（图 6-1-3）。

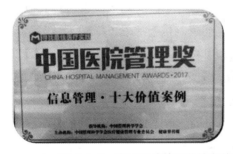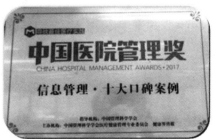

图 6-1-3　中国医院管理奖信息管理十大价值案例和十大口碑案例

2017 年广州妇儿中心通过美国医疗卫生信息与管理系统协会电子病历应用成熟度模型（HIMSS EMRAM）7 级认证,标志该中心信息化建设已达到国际先进水平。这对医院管理提出了更高的要求和挑战,需要在服务流程、信息化、智能化等方面作出更多的尝试和改进,以使其满足群众的需求和时代发展的需要,最终实现从根本上缓解"三长"问题,实现"三好一满意"医院。

（编辑：夏　萍　冯　威　范永泰|审校：翟理祥）

 专家评析：（陈肖鸣　温州医科大学医院管理研究所教授）

　　广州妇儿中心的医院信息化建设,近年来一直走在我国医院的前列。他们结合妇女和儿童的父母是年轻人群,智能手机使用广泛的特点,实行移动智慧医疗的新模式。解决了病人看病预约、排队问题；动用第三方资源解决缴费,联接医保,病人自助体征采集方式,不仅提高了效率,减轻医师护士的负担,而且让病人有参与感的体验和医学知识的普及。从广州妇儿中心信息化的成效来看,是不断深化,持续改进的过程,充分体现以"病人为中心"的理念,从中也看见领导层的积极进取和职工的踊跃参与。他们的成效体现了全员的智慧,没有全员的参与和持续改进是不可能取得这样的成效的。有些医院过于相信信息公司的软件,没有结合医院实际,积极投入,往往不能彻底解决问题。只是一些点式突破,而满足于媒体一时喧嚣,持续改进不足,就不会达到预期目标。如仅仅解决预约,没有解决缴费和医保问题,或只有一种缴费模式,对于老年病人为主的医院,智能手机普及率低,也难以取得成效。广州妇儿中心在医院信息化方面作了积极的探索,取得的成功经验值得我们学习与借鉴,尤其应该学习他们持续不断努力的精神。

患者参与的临床路径 3.0
信息化探索与实践

陈海啸　台州恩泽医疗中心（集团）主任
曹坤　台州恩泽医疗中心（集团）信息中心副主任
陈姬雅　台州恩泽医疗中心（集团）恩泽医院副院长
叶丽萍　台州恩泽医疗中心（集团）消化病分院院长

一、背景

2016 年李克强总理在国务院常务会议上强调：力争全部三级医院、80%
以上二级医院开展临床路径管理工作。2018 年国家卫生和计划生育委员会
在全国医疗管理工作会议上明确提出：继续推进临床路径管理，力争所有公立
医院 2018 年年底前实施临床路径管理。临床路径管理作为我国医改的重点
和热点，不仅是加强医院管理、规范医生诊疗、控制医疗成本的有效途径，也是
分级诊疗最具参考和使用价值的医疗管理操作手段。

2017 年 9 月国家卫生和计划生育委员会发布《医疗机构临床路径管理指
导原则》，突出临床路径与医疗机构信息化建设相结合。临床路径管理的信息
化建设有助于提高临床路径实施效率，推进路径标准化的实施，实现临床路径
的实时管理和全面统计分析。

台州恩泽医疗中心（集团）是国家卫生和计划生育委员会首批临床路
径试点单位，强调患者参与、医患互动和医护协同的理念，不断开发迭代临床
路径信息化管理系统，是国内最早实现临床路径信息化并取得知识产权的单
位（图 6-2-1）。目前，以健康恩泽 APP 为载体，开发设计了 3.0 版本的临床
路径。强化入院前信息推送及出院后的随访路径管理，实现对临床路径的全
方位的闭环管理。经过 14 年的实践，目前已开展临床路径 282 个，包含 177

个病种,共计 38 万多例患者进入路径管理(图 6-2-2),占出院患者人数的 50.12%(图 6-2-3)。

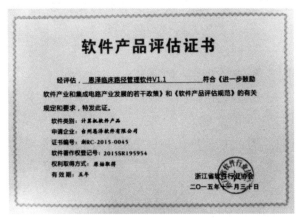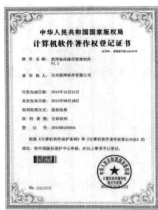

图 6-2-1　恩泽临床路径信息管理软件著作权登记证书

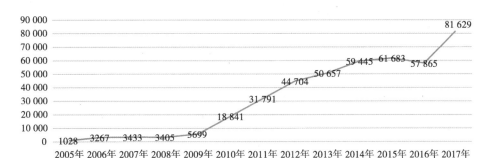

图 6-2-2　台州恩泽医疗中心(集团)
进入路径管理例数(例次)

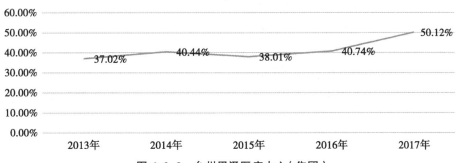

图 6-2-3　台州恩泽医疗中心(集团)
临床路径病例占出院人次比(%)

二、做法

台州恩泽医疗中心(集团)借助移动互联网技术,积极打造患者参与的临床路径新模式,实现医患良性互动,在互动中共同提高患者安全。

(一)临床路径 2.0 版本进一步升级的动力分析

1. 医疗路径与护理路径同步化、自动化导入的需求

随着国家卫生和计划生育委员会对临床路径的推广,越来越多的医院按照临床路径模式对患者进行治疗和管理。病人从入院到出院都按照临床路径模式来接受治疗与护理,使临床治疗更加标准化和程序化,降低了医疗风险,保障了医疗安全,使临床护理成为有计划、有预见性的工作。病人入院后,临床医生根据患者的疾病病种导入临床路径,同时护理路径也相应导入,而当医生对临床路径进行调整后,护理路径也会跟着自动调整。

2. 患者参与诊疗行为的重要性、必要性发生改变

医护团队按照临床路径对患者进行管理,是对传统医护团队按个人经验对患者管理的一大进步。临床路径也不能停留于医务人员"内部使用"的临床路径。临床路径更需与患者达成共识并让患者积极参与。临床路径讲究时效性,这就要求在诊疗过程中要加强与患者的沟通,让患者及时了解自己每天的诊疗安排以及注意事项,积极配合治疗工作。

3. 无纸化办公对临床路径管理提出新的要求

另外,当今社会,越来越多的人注重自己的身体健康,对医院的观念也在逐渐转变。他们渴望揭开医院神秘的面纱。之前对患者的路径宣教是纸质的,有些科室是在入院宣教的时候发送给患者,有些科室是放置在病房固定位置由患者自行取阅,虽然在一定程度上达到了让患者了解临床路径的目的,但是患者无法了解自己住院的诊疗过程,这样就无法有效实现患者的积极参与。

(二)临床路径 3.0 版本的设计和实施

如果说临床路径 1.0 版本、2.0 版本,重点是借助国家的指南在医院内部建立标准化的临床路径,规范了医务人员的内部行为,那么在 3.0 版本的开发中,重点是引入患者参与患者安全的理论,并借助移动互联网技术,全面完善升级原有临床路径。设计原则和具体做法如下:

1. 借助互联网技术设立住院管家服务临床路径患者

升级后的临床路径管理系统通过 8 个服务环节,让患者参与并实现医患互动,全面共享诊疗信息(图 6-2-4)。8 个服务环节具体包括:

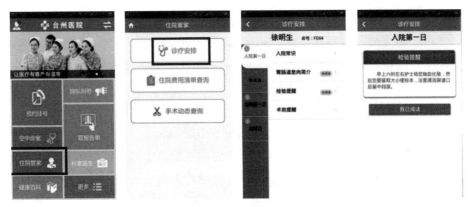

图 6-2-4　"健康恩泽"APP 临床路径病友版

一是患者在门诊开具住院预约单,系统将住院预约相关信息推送给患者,指导患者办理住院手续,减少患者跑动,提高满意度。

二是患者到达入院管理中心后,入院管理中心会根据工作计划,及时推送检验的预约信息给患者,提高各种检查效率。

三是安排并通知患者住院后,将及时推送住院相关注意事项和入院需准备工作给患者,减少患者等待住院期间的焦虑情绪。

四是住院期间,医生导入临床路径后,患者按照临床路径模式进行治疗。患者可以通过住院管家模块了解每一天的诊疗安排及医疗费用情况,点开"入院第一日"的下拉菜单,可以看到"入院常识"和"疾病简介"。系统还会留下患者的阅读记录。

五是外科手术患者,当手术安排后,患者能够及时得到手术安排信息,让患者提前做好准备,保证患者手术的及时率。

六是实现各类检查动态实时 APP 消息推送。推送信息包含预约时间、地点、检查注意事项、检查排队信息、检查报告的进度告知等,使患者能实时了解检查的进度,降低患者等待检查时的焦虑情绪。目前每天给患者推送服务消息有 5000 多条。

七是住院期间的服务感知信息化。对于住院全过程、各环节,患者均可以通过 APP 实施服务满意度测评,通过满意度测评界面反馈建议和意见。所在科室和服务中心会第一时间接收和处理。

八是出院时随访预约信息化。根据患者的疾病和自身的需求,医务人员、患者或家属可以通过恩泽医疗 APP 完成随访预约,同时可以自行完成取消预约等操作。

2. 在路径实施过程中,加强交接节点的信息互动

由于各交接节点容易出现差错和衔接不通畅的情况,设计时加强了各类交接节点的信息互动。针对手术病人,家属通过临床路径的住院管家模块查看手术动态,及时了解手术进程,从入手术室→麻醉开始→手术开始→手术结束→麻醉结束→出手术室→转入病房,每个节点时间、状态都可供家属查询,在一定程度上缓解患者家属的紧张和焦虑情绪。

还有患者出院前,医护会对患者进行口头告知出院后防范措施,但由于时间的推移以及理解能力的不同,造成出院告知效果不理想,而通过住院管家推送出院注意事项、防范措施,可让患者及家属把出院后的患者护理工作做得更好。又如医院除了发送临床路径的诊疗计划外,针对调整后的临床路径也可直接推送消息给患者,尽力避免因治疗计划变化而导致的医疗合作差错。对患者出院后的随访采用路径化管理,对每次随访的内容、处理方案、预期结果等进行定义,实现专业化、差别化随访。

3. 邀请患者主动参与配合临床路径的实施内容

患者可以根据临床路径的标准和进程主动做好准备工作,不用等到护士交代或通知。患者在诊疗过程中也可实时收到医生和护士的提醒,如医生开检验医嘱后,患者会收到护士推送的"晚上 10 点以后禁食禁饮,明天早上 5 时左右护士给抽血化验"提醒消息。患者出院前,系统根据医生的诊疗安排,统一推送患者出院复诊时间,以及出院带药的用法、用量、服药时间等信息,方便患者复诊及后续的连续性治疗。

4. 提醒患者及其家属在不同时期的主要风险及防范措施

患者接受诊疗在不同的阶段有其不同风险,传统上这些风险基本由医务人员负责防范并承担责任,然而根据患者参与患者安全的理论,这些风险的特点和防范措施,更应让患者知悉和参与。以往患者或家属对术后病情的发展一无所知,而通过消息推送可以让患者或家属及时了解。譬如患者跌倒评估高风险,以往都需要护士人工宣教、家属配合,现通过系统整改,将提醒信息推送到家属手机以达到自动宣教目的;实现信息互通后,家属对于术后预约跌倒工作更加配合。

以往患者出院后通过电话进行随访服务,只是了解患者出院后如伤口愈合、饮食等情况;现在对患者出院后的随访采用路径化管理模式,医患沟通渠道更顺畅有效,对随访内容制作相应的配置,方便随访人员进行专业化随访,提高随访效率、精准度及患者满意度。

三、成效

医院临床路径管理系统的设计理念是不断提高用户体验和提高临床路径实施质量。秉承这一设计理念，医院从 2004 年临床路径 1.0 版本的研制到 2010 年临床路径 2.0 版本的开发，再到临床路径 3.0 版本的迭代，我们看到信息系统在规范医务人员诊疗行为的同时，也逐渐强化了患者参与、医患互动和医护协同的意识行为。临床路径不再仅仅是医护人员的"内部工作指南"，而是医患的"共同作战计划"，能够充分发挥医患合力，比原有版本更能克服实施过程中产生的具体问题。具体价值表现在以下几个方面：

（一）医患信任得到强化，医患关系得到进一步改善

住院期间，患者家属可实时查看有针对性的诊疗计划、手术动态、检查预约信息、费用清单等，消除了患者及家属的疑虑和紧张情绪，进一步加大患者及家属的参与度，加深患者及家属对诊疗计划的信任度。通过让患者参与形成医患的相互合作和共同努力，在参与过程中医患关系得到进一步改善。

（二）临床路径系统的运行效率进一步提高

截至 2017 年底，医院通过临床路径 3.0 版本共推送了 6 万余条消息，点击率达到 10 余万次。越来越多的临床科室加入到临床路径 3.0 版本的应用中，极大地降低了宣教不到位的风险，提高了医务人员向病人宣教的效率，并且随着路径相关知识和信息的积累共享，医务人员花在工作准备和工作衔接上的时间越来越少。

（三）系统在规范诊疗和预防医疗风险发生方面具有更好的效果

由于新的临床路径设定为医患的"共同作战计划"，所以对医务人员的规范诊疗要求更高。另外，3.0 版本的路径管理可以有针对性地推送诊疗计划，大幅提高了患者对诊疗计划的知晓率，增强了患者的自我保护意识和能力，提高了患者及家属参与治疗的主动性，客观上促使医患双方共同努力预防医疗风险。

（编辑：夏　萍　冯　威　范永泰｜审校：翟理祥）

专家评析：（陈肖鸣　温州医科大学医院管理研究所教授）

　　台州恩泽医疗中心（集团）历时 14 年的临床路径信息化实践，是利用自身的力量实现的，取得知识产权，而且是不断持续改进和深化的过程。从 2.0 版到 3.0 版，可以看见他们是把医疗的全过程纳入临床路径，不仅护理路径同步化，而且对患者进行管理和沟通。3.0 临床路径管理系统还通过 8 个服务环节，让患者参与并实现医患互动，全面共享诊疗信息，特别让人感动的是把患者沟通也纳入临床路径，可见他们的用心。现阶段不少医院和医生把医疗看成就是手术、打针、吃药，忽视了病人的关注和沟通。台州恩泽医疗中心（集团）利用信息化手段开创的临床路径，无疑是先进的模式。我认为它们的临床路径是回归医疗本质，也是互联网医疗的一个很好案例，值得推广。

临床药师应用信息化技术保障患者用药安全

段晓红　广东省中医院临床药学科临床药师
王伟荣　广东省中医院病案室主任
区炳雄　广东省中医院大德路总院药剂科主任
罗懿妮　广东省中医院临床药学科主任
黄家杰　广东省中医院信息处工程师

一、背景

慢性肾脏病（chronic kidney disease，CKD）是一种临床常见的合并症。流行病学调查显示，我国CKD患病率为9.4%~13.6%。美国成年人群CKD发病率估计>13%（>2500万）。肾功能不全患者是用药的高风险人群。据文献报道，门诊老年慢性肾脏病患者使用肾脏病相关药物时发生超量的频率很高，这种状况同时也存在于住院患者及长期接受护理的人群中。肾功能不全患者的用药不当可以导致药品不良事件发生率上升、住院时间延长、住院费用上涨，甚至严重时会导致患者死亡，给个人及社会造成巨大的精神与经济损失。因此，及时对肾功能不全患者的用药剂量进行调整或停用禁用药物十分重要。

广东省中医院秉承"一切以患者为中心"的服务理念，以创新为动力，以精益管理为平台，通过运用信息化的手段，推行"互联网+"药事服务，动态监测患者肾功能，为医生提供个体化用药提示，从而大幅度降低了医院肾功能不全患者的用药风险，有效保障了临床用药安全。

二、做法

（一）携手并进，共建跨部门协作团队

医院倡导"立意感动社会"的服务文化。医院和医务人员对患者的真诚关爱体现在每一个服务环节。对临床药师来说，关注患者的用药安全就是具体表现。为确保医疗质量安全管理管到细处、落到实处，早在 2004 年，医院就着手构建覆盖事前、事中、事后全过程的医疗质量管理体系，为全院员工提供了一个优质服务与医疗质量持续改善的平台——精益医疗实践，营造了由上而下、全员参与的持续改善氛围。

针对患者用药安全现状，药学部门牵头组建了包括信息处、医教处和临床科室等多部门协作的精益改善小组。精益改善小组每 2 周组织 1 次小组会议，商讨存在的问题与应对的策略，确保问题得到及时讨论和持续改进。比如，药学部对肾功能不全患者的用药数据进行分析，找出了用药风险的发生点和具体发生比例。精益改善小组召开会议、公布数据和现场调查，对医生工作环境及肾功能不全患者给药医嘱流程进行评估，发现以下 3 个主要问题：①医生未能及时看到患者肾功能化验单，忽略了对药物剂量的调整；②部分医生不熟悉药品，也没有查询药品说明书，造成禁用药物继续使用或该调整的药物仍按原剂量使用；③医院现有用药监控系统没有专门针对肾功能不全患者的给药提示功能。

分析结果让人吃惊：肾功能不全患者中有 52.8% 存在用药风险，30% 为用法用量错误，高达 70% 为禁用药物仍继续使用等等。那么，什么样的监控系统才能及时、有效地提醒医生？如何在医生用药错误时给予预警呢？

（二）分工合作，开发肾功能监控系统

精益改善小组经过反复讨论，初步达成了开发一个全新的"基于肾功能水平的用药安全监控系统"。本系统由药学部门提出构建基于肾功能水平用药安全系统的基本框架，临床科室提出需求，信息处提供系统开发技术支持，医教处负责指导。在系统开发中期，药学部门建立肾功能不全患者的用药风险数据库（主要依据为药品说明书、临床指南、书籍以及 UpToDate 数据库等），信息处研发 4 个不同功能的模块，如图 6-3-1 所示。

在系统开发后期，医教处和信息处将建立的用药数据库以及研发的 4 个功能模块共同导入医院信息系统（HIS）中。2016 年 11 月"基于肾功能水平的用药安全监控系统"1.0 版本研发成功。1.0 版本先后经过神经一科、神经

三科、呼吸科、肾内科等不同临床科室的试运行,并及时解决试运行出现的问题,直至平稳实现肾功能的动态监测。

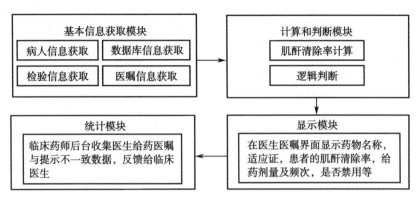

图 6-3-1　系统功能模块和结构介绍

该系统主要有两大特点:一是当患者肾功能有变化时,系统能在医生的医嘱界面根据不同年龄/性别给予不同的用法用量或是否禁用提示;二是该系统具有数据的收集和统计功能。临床药师能根据收集到的数据进行阶段性分析,并将结果反馈给临床科室,达到持续改善的目的。

(三)众志成城,确保患者用药安全

2017 年 3 月,医院神经科、肾内科试运行本系统;同年 5 月,推广覆盖到全院。在系统运行过程中,临床药师主动深入科室进行系统操作培训(图 6-3-2),在后台对数据进行监控,并对收集到的异常数据进行分析,对医生不接受提示的病历进行查阅,判断是否有用药错误。对存在问题的病历及时与开医嘱的医生联系,建议修改医嘱。定期将统计分析得出的共性用药问题反馈给临床科室,形成闭环管理。

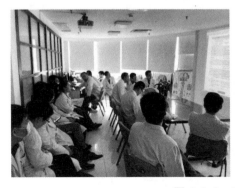
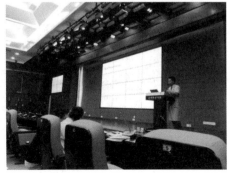

图 6-3-2　系统操作培训

三、成效

到目前为止,临床药师共监测到禁用药物继续使用66例,均集中在降糖药以及抗血小板药物的使用(表6-3-1)。经过7个月的运行,共收集到系统提供警示3531条,医生接受2625条。肾功能不全患者的用药风险率由改善前(2017年5月)的52.8%下降到改善后(2017年12月)的18.2%,效果显著(图6-3-3)。

国外研究发现,在CKD 4~5期的老年患者中,每3个处方有2个会出现过量的抗生素使用。肾小球滤过率(eGFR)报告前后医生病历中抗生素剂量没有显著差异,对根据肾功能调整用药剂量等知识的贫乏是处方差错的主要原因。

表6-3-1　禁用药物使用分析

药品名称	说明书	肌酐清除率	人次(人)	备注
盐酸二甲双胍片	<50ml/min 禁用	45~50ml/min	5	二甲双胍应用临床专家共识指出>45ml/min,谨慎使用,<45ml/min 禁用
		30~45ml/min	10	
		<30ml/min	2	美国食品药品监督管理局(FDA):45~60ml/min 可用,30~45ml/min,临床医生评估其获益与风险
盐酸二甲双胍缓释片	<50ml/min 禁用	30~45ml/min	4	<30ml/min 禁用
格列喹酮片	<20ml/min 禁用	<20ml/min	3	可用于CKD 1~3期的患者且无需调整剂量;4期用药经验有限,需谨慎用药;5期禁用
阿司匹林肠溶片	严重肾衰竭禁用<30ml/min	<10ml/min	19	中国和欧洲指南都指出,小剂量阿司匹林对于年龄>50岁,肌酐中等程度以上升高,心血管病史者有益,但患者严重肾衰竭时,需评估获益与风险

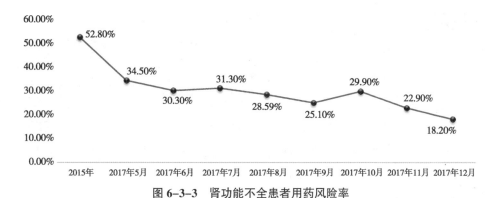

图 6-3-3 肾功能不全患者用药风险率

国内外对于肾功能不全患者的用药监控现仍无较好的解决办法。有报道建议药师参与每日查房和人工医嘱审核，对患者用药进行干预，或利用智能化用药监控系统对临床医嘱用药合理性进行审核，不合理的给药风险提示能降低肾功能不全患者的用药风险率。但存在着临床药师相对医院床位人员配备严重不足，人工干预医嘱效率低下，无法根本解决临床用药及时性、安全性的要求等问题。国内大部分医院的合理用药监测系统只能审查药物间的关系，如药物相互作用、配伍禁忌等初级提醒，无法与患者的具体检验值及临床实际情况相结合。因此，在实际应用中出现的警示信息与患者的实际情况不一定相符，对医生造成警示疲劳，在开具医嘱时忽略掉重要的警示，从而导致药物不良事件的发生。

广东省中医院构建基于肾功能水平的用药警示系统能实时监控肾功能不全患者用药风险，在患者出现肾功能水平下降时，根据患者的肾功能给出具体药物的给药剂量、频次及是否禁用等提示，而不是仅仅给出 eGFR 值。临床药师同时对收集的数据进行电话和药讯形式的反馈，有效规范医生的医嘱行为。医生根据系统提示接收建议在 12 月底为 81.8%，风险率下降为 18.2%，其中调整抗菌药物用法用量者达 80.36%，低于国内文献报道。同时也解决了人工干预效率低下、既往合理用药系统与患者实际情况脱节的问题；并能在事后进行数据统计，对医生不接受的医嘱进行审核，达到精准用药，保障患者用药的安全性及合理性，同时完善临床药师提供药学服务的干预模式。

（编辑：夏 萍　梁筠仪　冯 威｜审校：翟理祥）

专家评析：（陈肖鸣　温州医科大学医院管理研究所教授）

　　广东省中医院"互联网+"药事服务的概念，运用信息化的手段，动态监测患者肾功能，为医生提供个体化用药提示是把处方审核前移，真正发挥临床药师的作用，对临床工作意义重大。肾功能不全患者用药不当是造成病情恶化的重要原因，一直没有很好的解决办法。因为肾功能不全患者往往可能在不同的专科看病，而病人如果忘了说明自己患有肾功能不全，或者专科医生缺乏肾功能不全患者的用药经验，都可能导致不良用药，致肾功能不全患者病情加重，这在临床不少见。广东省中医院利用信息化手段，不仅解决了肾功能不全患者的用药问题，同时开创了互联网时代医生处方管理的一种新模式，可以拓展到其他疾病的用药管理。我认为这也是未来临床医生处方的发展方向。每一个医务工作者都要思考一个问题——互联网给医疗带来什么？医务工作者才是互联网医疗的主人。他们的积极有益探索意义重大，值得点赞和推广。同时他们在整个过程的精心付出，也充分体现了专业水准和敬业精神，展示了医院落实以病人为中心的理念和文化，也体现了团队协作精神面貌。

推行智慧护理服务
打造群众满意医院

吴妙莉　广东药科大学附属第一医院护理部主任

李峻　广东药科大学附属第一医院信息科科长

朱彦华　广东药科大学附属第一医院信息科工程师

黄潇红　广东药科大学附属第一医院肾内科护士长

朱玮玮　广东药科大学附属第一医院护理部干事

一、背景

《全国护理事业发展规划（2016—2020 年）》《全国医疗卫生服务体系规划纲要（2015—2020 年）》及《关于印发促进护理服务业改革与发展指导意见的通知》明确提出借助大数据、云计算、物联网和移动通讯等信息技术，大力推进护理信息化建设，积极优化护理流程，创新护理服务模式，提高护理效率和管理效能；推动护理领域生活性服务业态创新，改进服务流程，积极发展智慧健康护理等新型业态。可见，护理信息化建设已成为医院信息化建设领域关注的焦点问题之一。

智慧护理是在我国"互联网+"战略以及建设智慧医疗背景下的专业智能建设，也是时代发展的必然趋势，必将推动护理服务模式和管理模式发生深刻转变。广东药科大学附属第一医院（以下简称广药附一）一直致力于改善患者就医感受，以"不让患者带走一个不满意"为自身医疗服务重要目标。2016 年，医院为贯彻落实广东省构建医疗卫生高地行动计划中"探索智能化护理平台建设"精神，大力推动促规范、保安全、提效率的智慧护理工作模式，目前已通过智能化输液监控、自动化体征采集、规范化闭环管理（包括检验标本闭环管理、静脉输液闭环管理、口服药闭环管理等）和人性化资讯获取等具体措施,将临床护理服务与信息技术有效融合,实现精细化流程再造,进一步规范护理行为,提高护理质量,提升工作效率,改善患者就医感受。

二、做法

(一)智能化输液监控

以临床上最常见、患者感受较深的问题——输液接瓶不及时为切入点,医院引入基于临床输液信息收集与反馈的智能化输液监控系统,将规范化与"互联网＋"技术相结合,实现患者输液进程实时监控,服务响应前置至患者开口前,打造安全输液的"无铃声病房"。借助互联网的无线传输功能,护士通过个人数码助手(PDA)随时随地轻松获得整个病区患者的输液状态。通过绿、黄、红3种颜色对轻重缓急的患者进行可视化管理,让护士有计划地安排患者输液进程。

同时,护士站的电子屏幕上清晰显示病区患者的信息,便于护士更加全面地观察患者的输液情况,实现患者输液全过程智能化监控(图6-4-1)。在患者或家属发起呼叫前,护士已经来到患者床前处理。这一举措让患者不再担心因睡着或者肢体移动导致输液意外,使输液更加安心无忧。

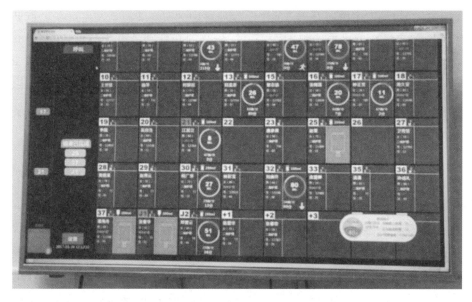

图6-4-1　输液监控电子大屏

可视化的全程输液智能监控,使服务"变被动为主动",同时有助于护理行为和质量的量化管理,且与绩效考核挂钩倒迫护理人员自觉规范护理行为。通过这一举措取得了以下四点成效:一是病房呼叫铃响铃次数由每天100余次下降到10余次;二是输液引起患者或家属投诉事件由月平均10起降至几乎为0;三是95%的护士表示工作更从容、护患关系更和谐;四是90%的患者或家属表示护理服务更加贴心,自己更加放心。

(二)自动化体征采集

患者的体温、脉搏、呼吸、血压和血氧饱和度等信息是临床经常需要被记录的基础生命体征,对病情的监测具有指导性意义。然而,传统的体征采集存在诸多弊端:一是设备多,操作烦琐;二是手工记录效率低下、容易出错;三是多设备切换,测量时间延长,患者体验差。

为此,医院创新采用多体征自动采集系统,采用组合测量模式,一次扫码,可测量上述5种体征,借助无线传输功能,同步将采集到的体征数据传输到医院电子病历,使医疗团队可以及时看到患者的数据。使用该系统后,护士不仅可以省下大量测量及手工录入时间,还避免遗漏或录入错误,提高效率的同时实现了零差错。每名护士每班誊抄和录入各项体征的时间节省了0.5~1小时。相应地,护士对患者进行健康宣教的时间增加了0.5~1小时,真正做到"把时间还给护士,把护士还给患者"。更重要的是,通过在信息系统中预设生命体征预警值,医护人员可以及时掌握重点患者和重要讯息,及时调整照护的层级或治疗方案,保障了患者的安全。

(三)规范化闭环管理

采用高科技的设备提高工作效率,改善患者的感受固然重要,但医院更关注的是,借助智慧护理促进护理行为规范,实现医疗环节全程可追溯,为患者构建一张安全网。以检验标本闭环管理为例(图6-4-2),每名患者在住院期间都要做抽血和留大小便标本等检查。从标本采集到报告出具涉及多个部门和多个环节,一旦出现问题,容易造成互相推卸责任,为患者的安全埋下隐患。在智慧护理模式下,护士在采集患者标本时通过PDA扫描手腕带二维码和标本容器条形码,完成患者身份核对,并且记录了检验标本采集时间;运送工人扫描护士和个人条码即可完成交接;送达检验科时也进行扫码交接。这样一来,标本什么时间、在什么人手里一目了然,实现了检验标本采集、交接、送达和出具报告等全程可溯。基于此,医院的检验标本漏送、不及时送达等不良事件发生例数由2017年第一季度39例下降至第二季度17例,降幅高达

56.41%。自 2017 年第三季度至 2018 年第二季度，平均每季度更是下降至 10 例以内。

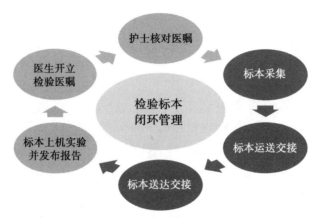

图 6-4-2　检验标本闭环管理

　　这种闭环管理的方式普遍应用到医院各个医疗环节。比如静脉输液管理中，医生开立医嘱后便立即同步至护士 PDA 中；护士执行静脉输液时，扫描患者手腕带上二维码和补液标签上二维码即可完成核对、执行和记录工作；同时系统也会生成输液医嘱执行记录、输液巡视记录；最终形成医疗服务全程数据化管理。通过数据的再应用，为管理者作出科学决策提供依据。

　　（四）人性化资讯获取

　　患者通常在住院期间，除了对自身疾病的相关知识倍加关注外，对每日费用清单明细也十分留心。医院从患者的关注点出发，充分考虑到住院患者特殊需求与娱乐需要，在患者床边安装了平板小电脑，实现两者有效融合。平板小电脑具有播放由医护人员制作的疾病健康宣教视频、查询每日费用清单、一键订餐等功能。此外，平板小电脑连接网络后，患者还可以点播电视剧和电影，使住院生活不再单调乏味。

三、成效

　　结合"互联网+"，医院采用智能化的工具或手段不仅提高了护士工作效率，改善了患者的感受，还实现了医疗行为的全过程闭环管理，促进医疗行为的规范化和医疗服务质量的持续改进。医院住院患者满意度不断提升，从 2016 年 7 月的 93.28% 上升到 2017 年 6 月的 97.5%，2018 年上半年保持在 98% 以上。

广药附一智慧护理工作模式共有三大核心亮点：一是通过在信息系统中预设标准工作流程，以倒逼的手段实现护士工作规范化，其中规范标准工作程序达105项；二是利用信息技术带来的便捷与高效抵消因规范而带来的烦琐，从而化解规范与烦琐共存的症结；三是通过临床过程全数据化，进而对数据再应用，实现科学分析和决策，最终实现精细化管理，让患者享受到更加优质的护理服务。

得益于智慧护理的良好效果，2016年广东省卫生和计划生育委员会委托第三方对全省130家公立医院进行群众满意度测评，结果显示广药附一排名居广州市第一名、广东省第四名。2017年5月，广东省卫生和计划生育委员会联合《光明日报》、中央人民广播电台、《健康报》等十多家国家及省级主流媒体对医院的智慧护理建设工作进行了专题报道，反响热烈。2017年9月，智慧护理工作项目获得广东省科学技术厅2017年度广东省工程技术研究中心认定；同年11月，在第五届"医院内涵建设与运营管理大会"之寻找最佳医疗实践2017年全面优质服务管理擂台赛决赛中，广药附一的《智慧护理智慧服务》获得金奖和最佳价值奖。

（编辑：夏　萍　范永泰　冯　威|审校：翟理祥）

 专家评析：（陈肖鸣　温州医科大学医院管理研究所教授）

广药附一利用信息化手段，实现智能化输液监控、自动化体征采集、规范化闭环管理（包括检验标本闭环管理、静脉输液闭环管理、口服药闭环管理等）和人性化资讯获取。这是临床护理采用信息技术的好案例。它不仅规范了护理行为，提升了工作效率、护理质量和减轻了护士的劳动强度，改善了患者就医体验；而且通过护理工作流程信息化，倒逼护士工作规范化，足见他们工作努力和敬业精神，令人可敬。所谓三分医疗，七分护理，护理工作在医疗活动中具有非常重要的地位，而护理工作信息化对于提高护理质量极为重要。广药附一所做的就是护理信息化的方向，她们的实践对其他医院具有借鉴价值。

建设柔济网络医院
焕发百年老院生机

熊焰　广州医科大学附属第三医院门诊办主任
彭妍捷　广州医科大学附属第三医院门诊办科员

一、背景

广州医科大学附属第三医院（以下简称"广医三院"）原名为柔济医院，于 1899 年 12 月 12 日由美国基督教长老会创办，位于广州市繁荣的西关地区，毗邻风景秀丽的"羊城八景"之一的荔湾湖畔，有多宝路和荔湾路两个院区，是集医疗、教学、科研于一体的大型三级甲等综合医院，是广东省重症孕产妇救治中心、广东省产科质量控制中心、广东省法医物证司法鉴定中心。医院秉承"柔心济世，尚道精医"的医院精神，已竭诚服务百姓健康逾百年。

在互联网大数据取代传统服务快速转型的时期，随着国家"互联网＋健康医疗"战略部署的推进，医院传统的服务模式也将发生转变。如何顺应科技发展，如何响应政府"基层首诊、双向转诊、急慢分治、上下联动"政策目标导向，进一步优化医疗资源配置，有效解决"小病进大医院""看病十分钟，等待两小时"等难题，提升医疗服务能力，成为医院服务创新管理的迫切任务。

2016 年 12 月 12 日，广医三院建院 117 周年院庆这一天，医院携手微软（中国）有限公司正式启动基于互联网和移动医疗的网络医院平台建设项目"柔济网络医院"。"柔济网络医院"是根据医院专科特色、医院发展需求和依托医院的实体互联网平台而开发的。平台建立的是线上线下（O2O）紧密结合的医疗服务模式，将医院现有的信息系统延伸到互联网，最大限度消除地理位置限制，减少群众实际在院时间，为广大患者提供更便捷的医疗服务。该项目作为延续百年医院服务传统的新型医疗项目，从用户的实际需求出发，进一步细分服务内容,以完善的医疗质量管理与患者安全管理体系为引导,创新了O2O医疗服务新模式。"柔济网络医院"的启动也开启了网络医院自主设计、管理和运营的发展之路。

二、做法

"柔济网络医院"有三大建设目标:一是打造"接地气"的分级诊疗平台,主要承载区域医疗协同、医疗资源下沉、患者分层就医等任务目标;二是为患者提供线上、线下紧密结合的医疗服务,实现线上就诊咨询(轻问诊)、通过专业医师提供基础医疗诊断服务、为医疗服务连续性与医疗质量提供保障;三是重点专科服务延伸,实现合作医院跨院会诊(在线指导)、合作医院协同分工、信息共享、医疗资源优化利用。"柔济网络医院"的建设让患者看病就诊不再受到时间、空间的限制,最大限度地提升患者服务体验。

(一)提高患者就诊效率

"柔济网络医院"上线后,给患者带来了很多便利。"柔济网络医院"手机APP分为医生端和患者端,具备就诊咨询、远程问诊、预约挂号、缴费查询和在线支付等各种功能(图6-5-1)。如在"轻问诊"环节,专业医师提供基础的医疗诊断服务,告知患者是否有必要到医院或有无必要进行专科医生就诊等建议。

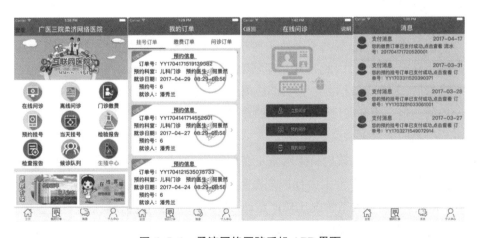

图 6-5-1　柔济网络医院手机 APP 界面

此外,为了提高医生门诊接诊效率,缩短患者门诊等候时间,"柔济网络医院"结合各个专科特色,专门设计数十种诊前问卷;患者可使用网络医院 APP

填写专科诊前问卷,让医生在接诊时已经有针对性地获得了患者的情况,进行判断,给出诊疗意见。

每天,妇科刘医生都需要接诊几十名患者。刘医生对工作非常认真负责,对待每个患者都非常耐心仔细。然而,为了准确判断患者的情况,刘医生每接诊一名患者都要问许多相同的问题,所以每次到下班时间依然还有部分患者在诊室外等候。现在,有了"柔济网络医院"的诊前问卷功能,患者在候诊的时候便可先使用"柔济网络医院"手机端根据自己的基本情况提前填好专科诊前问卷。那么,刘医生在接诊这名患者的时候,查看一下患者的诊前问卷情况,就能够有针对性地诊问患者其他情况,并很快地作出判断,给出合理的诊疗意见。

像上述情景,一位医生每天为几十名患者诊疗的情况在三级甲等医院十分普遍,而医生在诊疗过程中会遇到同一专科症状具有相似性和共同性,给患者解释病情与医生体查的重复性将大大降低医生诊疗的效率。可见,"柔济网络医院"设计和推行的诊前问卷做法,可以有效地缓解患者门诊等候时间长、医生门诊接诊效率低的问题。

(二)促进落实双向转诊

在党的十九大报告中,习近平总书记提出要加强基层医疗卫生体系建设。柔济网络医院可以帮助实现基层首诊、分级诊疗和双向转诊的良性医疗资源运作目标,从而较大程度上缓解"看病难"的矛盾,助力加强基层医疗卫生体系建设,真正实现有序就医的新格局。

近日天气转凉,黄大爷突然头痛难忍。黄大爷家旁边就是与医院有合作的多宝路社区医院,因此家人立即陪他去了社区医院就诊。社区医院的刘医生接诊后,为黄大爷拍了一张头部放射影像片。但是,刘医生还是不能确诊黄大爷的病情。为此,社区刘医生立即在"柔济网络医院"的双向转诊平台提交了一份影像会诊申请。

这时,广医三院放射科宋医生正在医院值班,手机上收到了这份会诊申请的提醒,立即打开平台上由社区刘医生上传的黄大爷的头部影像图片。经诊断,宋医生指出黄大爷情况比较严重,应该尽快到脑血管科住院。

社区刘医生收到宋医生的建议后,通过"柔济网络医院"平台为黄大爷提交了"上转单",开通"绿色通道"为黄大爷预约了医院脑血管科的张医生。当黄大爷来到医院的时候,张医生已经提前为黄大爷准备好了病床。及时和优质的救治让黄大爷的病情很快缓解了。

几天后,黄大爷可以出院了,出院后需接受康复治疗。脑血管科的张医生使用"柔济网络医院"的双向转诊平台,为黄大爷开了"下转单",并将黄大爷的基本治疗情况传送给社区医院。

社区刘医生从平台上接到黄大爷的"下转单"后,将黄大爷的家里设定成其管理的"家庭病床"。接下来,社区刘医生为黄大爷制订了详细的康复计划,跟踪管理黄大爷的身体状况。1个月后,黄大爷的身体顺利康复。

目前,广医三院与广州多宝路社区医院已经实现"柔济网络医院"双向转诊。"柔济网络医院"双向转诊模块,依托三级甲等医院和社区医院的实体医院,不仅能提供影像会诊的功能,实现线上患者情况的方便快捷传输,还能实现线上和线下的无缝连接,实现三级甲等医院与社区医院、家庭病房的闭环管理,为患者提供快捷和优质的医疗服务。

同时,"柔济网络医院"还为社区医院的医生开通了绿色通道预约平台,让社区医院的医生可以为有真正需要的患者提供门诊号源。这意味着,患者在社区医院首诊,需转诊时,可由社区医生为其预约医院。而对于在医院接受治疗后、需要长期康复治疗的患者,可由医院转诊至社区医院,进行后续持续的治疗。双向转诊不仅为有特殊需求的患者获取优势医疗资源提供便利,同时避免了三级甲等医院医疗资源的浪费。

(三)开展跨区远程会诊

随着我国全面二孩政策放开,生育二孩成为很多家庭的愿望。然而,高龄、不孕症等问题困扰着不少夫妇。目前,医院生殖专科年门诊量达22万人次,每年完成试管婴儿新鲜治疗周期7000例,很多广东省内偏远地区的患者慕名前来就医。然而,生殖助孕的就医流程具有其特殊性和复杂性,从就诊到各项检查,到取卵、体外受精,再到胚胎移植等整个流程,有20多道环节。不少外地患者往往为了抽血、B超检查、打排卵针等流程而来回奔波,极为不便。

家住广东省云浮市的李小姐想做妈妈的念头已有好几年,但因身体缘故一直未能如愿。近日,她了解到"柔济网络医院"远程咨询功能,于是她通过在线咨询医院试管婴儿手术,得知云浮当地就有合作医院,便前去就诊。云浮当地医生通过"柔济网络医院"平台与广医三院医生协作为她制订了试管婴儿手术方案。李小姐可以先在当地医院接受前期的基础检查和治疗。当符合手术指征时,云浮当地医生便通过线上申请转诊为李小姐预约手术。最后,通过多方协作帮助李小姐实现了成为一位母亲的心愿。

依托"柔济网络医院"信息共享平台,广医三院与合作医院间可实现跨医院多个医生会诊。目前,医院的生殖医学中心与广东罗定市人民医院、云浮市中医院、新兴县人民医院建立了合作关系,不孕症患者可在云浮当地完成前期筛查和各项检查,并把检查结果共享至网络平台,由广医三院医生提供专业在线指导。生殖助孕的 20 多道就医环节里,患者只需在手术等关键环节到医院,其余环节不出县即可完成。借助"柔济网络医院"极大地方便了生殖助孕患者获得专科诊疗服务。

三、成效

目前"柔济网络医院"常驻在线问诊及离线问诊的医生注册人数达 77 人,患者注册人数达 1500 人,有 41 位患者通过该平台从社区医院转诊到广医三院,人工客服 24 小时在线回复。"柔济网络医院"将医疗服务、数据的壁垒打破,向前延伸至诊前,向后则进一步延伸到诊中和诊后,为用户提供健康自诊、精准预约、在线问诊、远程会诊、在线复诊等服务功能,实现了医疗服务线上线下双融合、院内院外自然延伸。医院未来还会陆续提供电子处方和在线购药等闭环健康医疗服务,持续为百姓提供更加个性化的医疗服务。

（编辑:夏　萍　梁筠仪　冯　威 | 审校:翟理祥）

 专家评析:（陈肖鸣　温州医科大学医院管理研究所教授）

广医三院"柔济网络医院"利用手机 APP 的医生端和患者端,实现患者就诊咨询、远程问诊、预约挂号、缴费查询和在线支付。"轻问诊"和 APP 填写专科诊前问卷,让医生在接诊时提前获得了患者的情况,有效地缓解了患者门诊等候时间长,提高了医生门诊接诊效率,同时拉近了和患者的距离。其中创新点在于,在原来的预约、结算基础上,进一步让病人的主诉提前录入,用"轻问诊"的方式解决病人的简单问题,同时"双向转诊"和"远程会诊"亦都是互联网医疗进一步的发展。广医三院"柔济网络医院"无疑是有益的尝试和良好的开端,具有十分重要的意义,值得点赞。从"远程医疗"和"双向转诊"其他医院情况来看,存在一些机制问题和困难,然而广医三院排除了各种困难和阻力,建议总结机制创新的经验,不断努力,取得更大的成绩,成为全国的范例。

附录 1

各界人士寄语

张立峰（广东省卫生健康委员会医政处副处长）

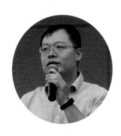

在这个大众创新、万众创业的年代里，在我们平时的医疗服务工作过程中有很多的一些实践经验，创造了很多新的、好的一些理念，这是一个创新。通过擂台赛这一竞技形式，来展示大家的成果，这也是一种创新。通过擂台赛的平台，大家互相学习和交流，互相提高，共同促进，让整个医疗服务工作得到更好的提升。

陈星伟（广东省卫生经济学会会长）

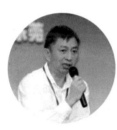

选手们比的是案例，讲的是故事，拼的是勇气，展现的是形象、是院内的风采，传递的是正能量！擂台赛连续举办了4届，为参赛的医疗机构提供了展示医疗服务改善的行动成果，为参赛选手提供锻炼和展示自我、提升自我的平台和机会。大赛的评选规则和奖项设置也体现了卫生经济与文化专业委员会的超强组织谋划能力，这是一个很好的省级或超越省级成功办会的范例。

陈达灿（广东省中医院院长）

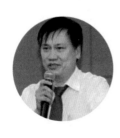

讲到医院，医疗质量、患者安全是一个永恒主题，但是优质服务，我认为也应该是一个永恒主题。我们常说大医精神，实际上"大医"，他既是技术精湛的，又是医德高尚的，这样的人才能够成为大医。所以，就我们的职责所言，不仅在专业上要有所突破，还要在服务上体现出大医风范。擂台赛不仅是展示最佳服务管理实践的平台，更是提升服务的经验交流平台，充分展示了各个参赛医院在改善医疗服务行动中的智慧和努力，同时也促进了参赛选手切磋交流如何更好地开展医院全面优质服务管理实践。

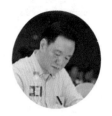

吴保光（国际优质服务管理促进会会长）

全面优质服务管理擂台大赛是优质服务经验的交流平台，是医护人员善行的智慧宝库，是现代文明素养的成功典范。

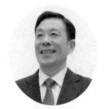

韩忠厚（秦皇岛海港医疗集团院长）

擂台赛得到了各参赛单位和选手的高度重视和积极响应。不仅达到了比赛效果，更重要的是达到了分享的效果、携手的效果和共进的效果！

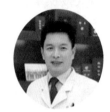

江龙来（中国医科大学航空总医院院长助理）

新时代，新面貌，新风采！大赛聚焦优质服务，挖掘管理内涵，为业界着力于交流互进打造了新平台；大赛引领行业新风，展示行业形象，为同行致力于病患至上树立了新标杆。

张　斌（佛山市第一人民医院副院长）

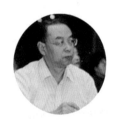

医院全面优质服务管理擂台赛，在卫生经济与文化的内涵与外延方面，有了长足的进步。各位学者的精彩演讲，和各家医院精英代表的亮点纷呈，都让与会者从宏观的认知，到细节的把握，都有一种伴随愉悦感的感知和提升，达到了卫生经济与文化完美的融合。

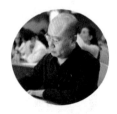

徐力新（广东省人民医院副院长）

医者仁心仁术，大爱无疆！爱患者，爱员工，重在行动，贵在永恒！

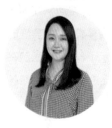

杨小红（广东省人民医院副院长）

优质服务是医院立足的基础，它既是医疗技术的最佳载体，也是医院品牌建设的助推器。"医院全面优质服务管理擂台赛"为大家搭建了一个很好的平台，"百舸争流，奋楫者先；千帆竞发，勇进者胜"，可以说：创优无止境，服务无穷期！

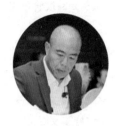

徐学虎（广州医科大学附属第三医院副院长）

病人第一，服务至上，创新共赢。"医院全面优质服务管理擂台赛"的特点是规模大，同时对项目进行分层队列管理。从众多赛场项目中，我们看到大家关注最多的是两类文化，一是患者的文化，二是员工的文化。这说明医院正努力把文化的无形转变为有温度的医院管理制度，体现了优质服务文化深植于医院员工内心。

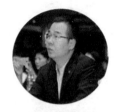

张志尧（广州市妇女儿童中心副院长）

听着同行们一个个精彩的案例展示，真心为他们喝彩！建设健康中国，我们一直在努力！我们的共同目标是：让百姓更放心，让百姓更舒心，让医患更齐心！

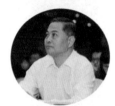

林崇健（中山大学附属第一医院院长助理）

各参赛医院通过擂台赛很好地演绎了参赛医院的服务特色，展示了医务人员的良好风采，传播了服务管理的优秀文化。擂台赛是一次优质管理的大会，是一次服务创新的盛宴。

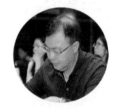

周新科（广州医科大学附属第五人民医院院长）

用语言、用行为、用爱心去关心、爱护患者，是我们每个医务工作者的基本行为准则；是诠释医院、医护优质服务的重要组成部分；是优质服务擂台大赛的最宝贵经验。

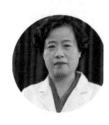

张广清（南方医科大学南方医院党委副书记）

从过去的优质护理服务到现在的医院全面优质服务，体现了医疗服务理念的不断进步与创新，也体现了当前医院发展的迫切要求。医院全面优质服务管理自然也成为建立和谐医患关系的新选择。很期待这个全新的概念能够在理念内涵和实践探索中不断丰富和落地，从而更加具有推广价值。

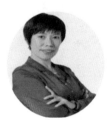

赵红（健康界传媒总编辑）

每一个案例背后都有一个"患者至上"的宗旨，每一个举措背后都有团队在行动，每一个体系背后都有持续的努力和坚持，每一个选手都肩负着团队的使命和医院的荣誉，每一次掌声都代表着我们满满的收获和新的征程的开始。

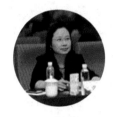

张丹（清华大学医院管理研究院助理教授、中国医院品质管理联盟办公室主任）

医院服务无小事，这些优质服务管理的案例凝结了医务工作者的智慧与汗水，运用科学的方法与工具去分析问题与解决问题，从被动到主动，从经验到科学，从量变到质变，最终形成人人参与、服务持续改进的医院全面优质服务文化，让医院持续发展，让医患关系更加和谐。

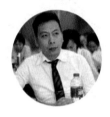

李程远（名师名课网首席 TTT 培训导师）

改革服务创新，实践规范服务。以服务改善医患，用行动创造佳绩。

附录2

医院全面优质服务管理擂台赛大事记
（2015—2017年）

☞ 2015年11月14日，广东省卫生经济学会卫生经济与文化专业委员会（以下简称专委会）联合佛山市第一人民医院举办首届擂台赛，广东省内11家医疗机构报名参赛。首届擂台赛以"医疗服务顾客满意度管理"为主题，11家医院在比赛中充分展示了满意度管理的好经验、好做法。首届擂台赛评选出"最佳价值奖"5个。

☞ 2016年9月24日，第二届医院全面优质服务管理擂台赛启动仪式和初赛在广东省中医院举行。第二届擂台赛初赛由专委会联合中国培训发展研究中心主办，广东省中医院、广东医科大学附属医院、湛江市卫生和计划生育局承办。擂台赛吸引了包括新疆、江西、广东在内的22家省内外医疗机构报名参赛，12家单位选手脱颖而出，进入决赛。

☞ 2016年10月29日，第二届医院全面优质服务管理擂台赛决赛在湛江举行，由广东医科大学附属医院承办，广东日报·粤商会、"达医晓护"全媒体医学科普品牌、东莞市医院协会文化与宣传专业委员会、国际优质服务管理促进会协办。决赛评出了"最佳价值奖"6个、"最佳组织奖"3个和"最佳人气奖"3个。

☞ 2017年10月14日，第三届医院全面优质服务管理擂台赛启动仪式和初赛在广东省中医院举行。第三届擂台赛由专委会联合广东省中医院共同主办，东莞康华医院承办，广东省医院协会行政管理专业委员会、广东省中医药学会中医医院管理专业委员会、广东省基层医院协会、《现代医院》杂志等7家单位协办。大赛邀请了12位国内知名三级甲等医院的院长和党委书记作为评委，来自北京、河北、上海等36家省内外医院共108位参赛选手、95个参赛项目开展激烈角逐。经过一天角逐，共有41个优秀参赛案例成功晋级决赛。

☞ 2017 年 11 月 12 日，第三届医院全面优质服务管理擂台赛决赛在东莞火热鸣锣。41 个服务管理项目的精英历经初赛、TTT 集训后，集聚一堂，各展所长，为大家带来医院服务管理与建设的饕餮盛宴。决赛评选出"金奖"4 个、"银奖"10 个、"铜奖"12 个、"最佳价值奖"6 个、"最佳表现奖"6 个、"最佳组织奖"3 个、"最佳管理奖"3 个和"最佳人气奖"3 个。

附录 3

医院全面优质服务管理擂台赛获奖名单
（2015—2017 年）

2015 年第一届医院全面优质服务管理擂台赛获奖名单

获奖单位	获奖人员	获奖案例
最佳价值奖		
广东省中医院	夏　萍	实施顾客满意度管理，打造卓越服务品牌
广东药科大学附属第一医院	曾慧韵	窗口服务即时"打分"，医患沟通零距离
北京大学深圳医院	丁小容	提升护理服务品质，改善患者就医体验
佛山市第一人民医院	陈润钿	以病人满意为导向持续改进医院服务质量
广东省中医院珠海医院	廖文静	满意度管理，为了患者的满意

2016 年第二届医院全面优质服务管理擂台赛获奖名单

获奖单位	获奖人员	获奖案例
最佳价值奖		
广东医科大学附属医院	简璐诗	全国首家医务义工幸福银行
深圳市宝安中医院（集团）	阎路达	推进针灸临床　提升服务质量
东莞康华医院	黄松武	"责任客服"与医学人文
佛山市南海经济开发区人民医院	冯　威	五位一体　提升服务
广州现代医院	熊玉梅	国际住院患者精细化服务管理
广东三九脑科医院	梁斯文	想方设法让病人满意，实现服务质量新跨越
最佳人气奖		
佛山市南海经济开发区人民医院	冯　威	五位一体　提升服务
深圳远东妇儿科医院	阳玲玲	"4H"服务模式在医院的实践
深圳市宝安中医院（集团）	阎路达	推进针灸临床　提升服务质量

续表

获奖单位	获奖人员	获奖案例
优胜奖		
佛山市南海区罗村医院	高少茹	精益医疗管理助推优质服务
佛山市第一人民医院	陈书人	对自己的"狠"
南方医科大学附属何贤纪念医院	胡健露	优质服务从方便病人开始
最佳组织奖		
广东省中医院		
新疆喀什地区第一人民医院		
广东医科大学附属医院		

2017 年第三届全面优质服务管理擂台赛获奖名单

获奖单位	获奖人员	获奖案例
金奖		
秦皇岛市妇幼保健院	冯宁宁、戴淑芳	打开新生儿重症监护室神秘的大门
广东药科大学附属第一医院	朱玮玮	智慧护理　智慧服务
东莞市第三人民医院	罗丽舒	"语言处方"是医患和谐的良方
北京中医药大学东方医院	胡世荣	舒适管理——管理有温度,服务更优质
银奖		
佛山市南海经济开发区人民医院	王丹萍	科普管家模式助力健康管理
广东省中医院	郭力恒	精益管理,缩短急性心梗 D to B 时间
佛山市南海经济开发区人民医院	梁筠仪	人文关怀"四乐章",打造有温度的医院
广州医科大学附属第三医院	彭妍捷	柔济网络医院
深圳市宝安中医院（集团）	阎路达	圆运动中的"双向转诊"
秦皇岛市妇幼保健院	吴波	关怀,良善——员工服务意识培养
佛山市南海区人民医院	吴国新	优化急诊诊疗流程　提升医疗服务水平
东莞康华医院	罗曼缦	五星服务在康华　立体式服务工程建设
广东省中医院	段晓红、陈设	基于肾功能水平用药安全系统的开发
中山大学附属第八医院	王倩玉	行创新服务　动患者之心

续表

获奖单位	获奖人员	获奖案例
铜奖		
东莞市第三人民医院	张俊峰	取消入院处置室——改善入院服务流程
广州医科大学附属第二医院	邓绚莹	集束化护理改善肾移植患者护理结局
广东省妇幼保健院	袁　莹	微笑助力传递温暖　小丑医生志愿服务
广东省中医院	欧阳红莲	探中求"索"：提升 ICU 探视满意度
北京大学深圳医院	张　辉	医学影像服务流程重建
南方医科大学南方医院	梁　洁	引 CIS 战略理念　建门诊优质服务模式
深圳市龙岗中心医院	姚　鑫、王胜鉴	互联网 + 专科医联体助力便捷就医
广州市花都区妇幼保健院（胡忠医院）	郑月红、陈燕清	提高人流术后高效避孕方法续用率
东莞市第三人民医院	雷　蕾	把无形的文化变为有形的力量
广东省中医院	邓华梅	改善外来器械管理流程保障手术安全
佛山市中医院	吴怡卿	借力康复基地建设　创建康复护理品牌
东莞康华医院	张　云	精益感控，提高合规率
最佳人气奖		
广州医科大学附属第二医院	卜水云	"医院 - 社区 - 家庭"健康管理一体化推广高血压健康生活模式
秦皇岛妇幼保健院	吴　波	关怀，良善——员工服务意识培养
深圳市龙岗中心医院	姚　鑫、王胜鉴	互联网 + 专科医联体助力便捷就医
最佳表现奖		
秦皇岛市妇幼保健院	冯宁宁、戴淑芳	打开新生儿重症监护室神秘的大门
佛山市南海经济开发区人民医院	王丹萍	科普管家模式助力健康管理
佛山市南海经济开发区人民医院	梁筠仪	人文关怀"四乐章"，打造有温度的医院

续表

获奖单位	获奖人员	获奖案例
秦皇岛市妇幼保健院	吴　波	关怀,良善——员工服务意识培养
中山大学附属第八医院	王倩玉	行创新服务　动患者之心
北京中医药大学东方医院	胡世荣	舒适管理——管理有温度,服务更优质

最佳价值奖

秦皇岛市妇幼保健院	冯宁宁、戴淑芳	打开新生儿重症监护室神秘的大门
广东药科大学附属第一医院	朱玮玮	智慧护理　智慧服务
东莞市第三人民医院	罗丽舒	"语言处方"是医患和谐的良方
广东省中医院	郭力恒	精益管理,缩短急性心梗 D to B 时间
北京中医药大学东方医院	胡世荣	舒适管理——管理有温度,服务更优质
广州医科大学附属第三医院	彭妍捷	柔济网络医院

最佳组织奖

广州市花都区妇幼保健院（胡忠医院）

广州医科大学附属第二医院

广东省中医院

惠州市第三人民医院

最佳管理奖

广东省中医院

广州医科大学附属第二医院

东莞市第三人民医院

医院全面优质服务管理擂台赛精彩剪影
（2015—2017 年）

2015 年精彩剪影

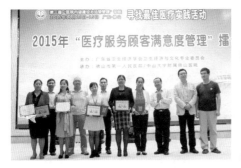

▲ 2015 年第一届擂台赛参赛选手合影

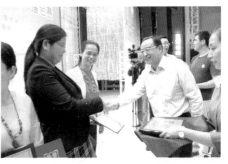

▲ 2015 年第一届擂台赛颁奖仪式

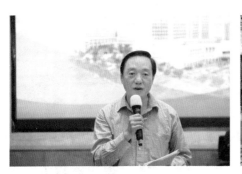

▲国际优质服务管理促进会
会长吴保光点评

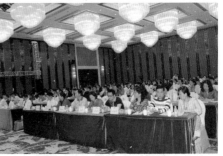

▲ 2015 年第一届擂台赛决赛现场

2016 年精彩剪影

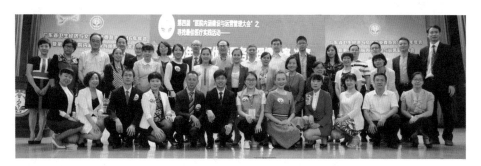

▲ 2016 年第二届医院全面优质服务管理擂台赛决赛评委与选手合影

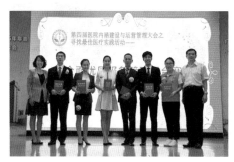

▲健康界赵红总编辑（左一）和广东医科大学杨云滨副书记（右一）为最佳价值奖颁奖

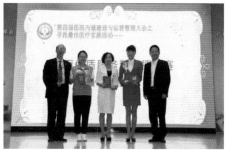

▲北京大学医学人文研究院王一方教授（左一）和中国培训发展研究中心专家朱晓波（右一）为最佳组织奖颁奖

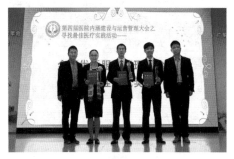

▲上海市第六人民医院急诊部主任王韬（右一）和广州日报·粤商会原总经理助理陈龙（左一）为最佳人气奖颁奖

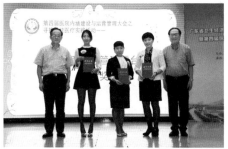

▲温州医科大学附属第一医院原院长陈肖鸣（右一）和广州复大肿瘤医院总院长徐克成（左一）为优胜奖颁奖

2017 年精彩剪影

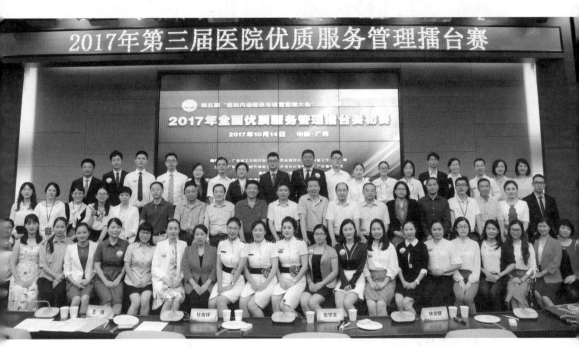

▲ 2017 年第三届医院全面优质服务管理擂台赛初赛评委与选手合影

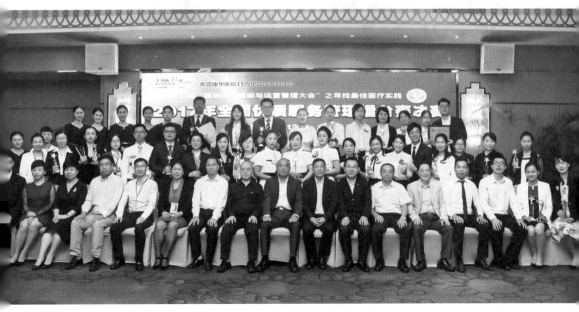

▲ 2017 年第三届医院全面优质服务管理擂台赛决赛评委与选手合影

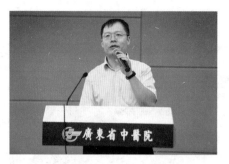

▲广东省卫生健康委员会医政处
副处长张立峰讲话

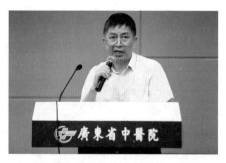

▲广东省卫生经济学会陈星伟会长讲话

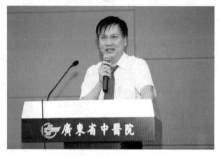

▲广东省中医院院长陈达灿讲话

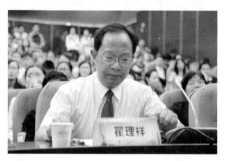

▲广东省中医院党委书记翟理祥

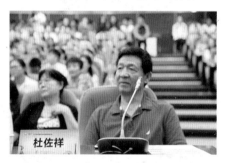

▲广东省文化厅原副厅长杜佐祥

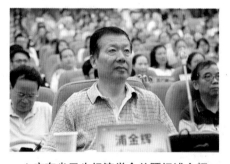

▲广东省卫生经济学会总顾问浦金辉

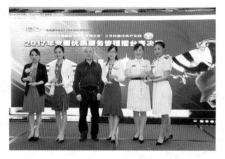

▲ 广东省人民医院徐力新副院长为金奖颁奖

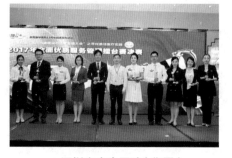

▲深圳宝安中医院（集团）
徐海峰副书记为银奖颁奖

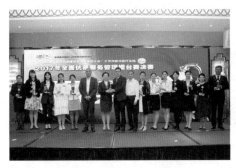

▲广州医科大学附属第三医院副院长徐学虎和中山大学附属第一医院院长助理林崇健为铜奖颁奖

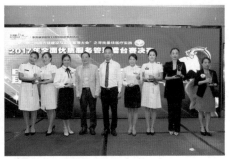

▲国际优质服务管理促进会会长吴保光和 TTT 培训导师李程远为最佳表现奖颁奖

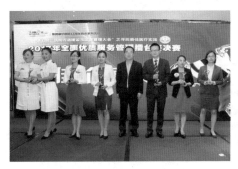

▲广州市妇女儿童中心张志尧副院长为最佳价值奖颁奖

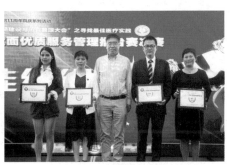

▲广东药科大学附属第一医院冯铁军副院长为最佳组织奖颁奖

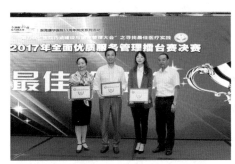

▲佛山市第一人民医院张斌副院长为最佳管理奖颁奖

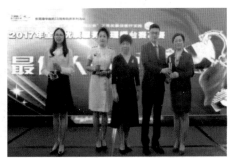

▲东莞市第三人民医院杨伟琪副书记为最佳人气奖颁奖

参 考 文 献

1. Oras P, Thernstrom Blomqvist Y, Hedberg Nyqvist K, et al. Skin-to-skin contact is associated with earlier breastfeeding attainment in preterm infants［J］. Acta Paediatr, 2016, 105（7）: 783-789.

2. Department of Reproductive Health and Research, World Health Organization. Kangaroo mother care: A practical guide［M］. Geneva: WHO, 2003: 1-3.

3. Li J, Li X, Wang Q, et al. ST-segment elevation myocardial infarction in China from 2001 to 2011（the China PEACE-Retrospective Acute Myocardial Infarction Study）: a retrospective analysis of hospital data［J］. Lancet, 2015, 385（9966）: 441-451.

4. 陈伟伟, 高润霖, 刘力生, 等.《中国心血管病报告 2017》概要［J］. 中国循环杂志, 2018, 33（1）: 1-8.

5. 孙学勤, 彭华, 陈政, 等. 构建患者安全管理体系的实践与思考［J］. 中国医院管理, 2016, 36（12）: 31-32.

6. Charles V, Graham N, Maria W. Adverse events in British hospitals: preliminary retrospective record review［J］. BMJ, 2001, 322（7285）: 517-519.

7. 崔颖, 席修明, 张进生, 等. 医疗不良事件报告体系评述［J］. 中国医院管理, 2013, 33（2）: 42-44.

8. 范欣, 刘志坚, 孙蓉蓉, 等. 患者安全文化对我国医院安全管理的启示［J］. 中国医院, 2017, 21（7）: 16-17.

9. 彭华, 王怡. 医疗不良事件和病人安全隐患报告系统的构建［J］, 中国医院管理, 2012, 12（32）: 53-54.

10. Porrero MC, Wassenaar TM, Gómez-Barrero S, et al. Detection of methicillin-resistant Staphylococcus aureus in Iberian pigs［J］. Lett Appl Microbiol, 2012, 54（4）: 280-285.

11. 许津 . 基于 SERVQUAL 模型的医院质量文化建设研究——以苏大附一院为例[J]. 中国卫生事业管理, 2015, 32(7): 502-504.

12. Evans SM, Berry JG, Smith BJ, et al. Attitudes and barriers to incident reporting: a collaborative hospital study[J]. Qual Saf Health Care, 2006, 15(1): 39-43.

13. 朱玲凤, 陈海啸, 季一鸣, 等 . 运用卓越运营模型构建 AERS 管理[J]. 医院管理论坛, 2016, 33(7): 12-14.

14. 罗丹, 周立, 明星 . 医疗不良事件报告影响因素的国外研究现状[J]. 解放军护理杂志, 2009, 26(6): 27-28.

15. 张野, 耿珊珊, 谢舒, 等 . 综合医院医疗不良事件报告的障碍因素以及改进策略分析[J]. 中国医院管理, 2012, 32(10): 42-44.

16. Morello RT, Lowthian JA, Barker AL, et al. Strategies for improving patient safety culture in hospitals: a systematic review[J]. BMJ Qual Saf, 2013, 22(1): 11-18.

17. 李跃荣, 滕苗, 徐玲, 等 . 营造患者安全文化的探索与思考[J]. 中国医院, 2016, 20(12): 7-9.

18. Paxton JH, Rubinfeld IS. Medical errors education for student of surgery: a pilot study revealing the need for action[J]. J Surg Educ, 2009, 66(1): 20-24.

19. 贾英雷, 刘鹤, 袁建峰, 等 . 医院患者安全文化认知现状及影响因素研究[J]. 中国医院管理, 2017, 37(8): 32-34

20. 谌贻璞 . 要认真地重视慢性肾脏病防治[J]. 中华临床医师杂志, 2009, 3(6): 7-10.

21. Corsonello A, Pedone C, Corica F, et al. Concealed renal insufficiency and adverse drug reactions in elderly hospitalized patients[J]. Arch Intern Med, 2005, 165(7): 790-795.

22. Farag A, Garg AX, Li L, et al. Dosing errors in prescribed antibiotics for older persons with CKD: a retrospective time series analysis[J]. Am J Kidney Dis, 2014, 63(3): 422-428.

23. Prajapati A, Ganguly B. Appropriateness of drug dose and frequency in patients with renal dysfunction in a tertiary carehospital: A cross-sectional study[J]. J Pharm Bioallied Sci, 2013, 5(2): 136-140.

24. Quartarolo JM, Thoelke M, Schafers SJ. Reporting of estimated glomerular

filtration rate: effect on physician recognition of chronickidney disease and prescribing practices for elderly hospitalized patients[J]. J Hosp Med, 2007, 2 (2): 74-78.

25. Dean B, Schachter M, Vincent C, et al. Causes of prescribing errors in hospital inpatients: a prospective study[J]. Lancet, 2002, 359(9315): 1373-1378.

26. 李平, 李方剑, 刘永刚, 等. 慢性肾功能不全患者合理应用抗菌药物情况分析[J]. 中国医院用药评价与分析, 2012, 12(5): 425-427.

27. Meret MF, Jens R, Yorki T, et al. Dose individualization in patients with renal insufficiency: does drug labeling support optimal management[J]. Eur J Clin Pharmacol, 2005, 60: 801-811.

28. Cho I, Slight SP, Nanji KC. Understanding physicians' behavior toward alerts about nephrotoxic medications in outpatients: across-sectional analysis[J]. BMC Nephrol, 2014, 15: 200.

29. 王霞, 吴胜林, 王懿睿, 等. 慢性肾功能不全患者使用抗菌药物的情况分析[J]. 中国医院药学杂志, 2013, 33(24): 2082-2083.

57检